拯救心脏 2

刘健·著

科学技术文献出版社
SCIENTIFIC AND TECHNICAL DOCUMENTATION PRESS

·北京·

图书在版编目（CIP）数据

拯救心脏. 2 / 刘健著. — 北京: 科学技术文献出版社，2024. 6
ISBN 978-7-5235-1368-2

Ⅰ.①拯… Ⅱ.①刘… Ⅲ.①心脏病—治疗 Ⅳ.① R541. 05

中国国家版本馆CIP数据核字（2024）第100006号

拯救心脏2

策划编辑：王黛君 责任编辑：宋嘉婧 责任校对：王瑞瑞 责任出版：张志平

出 版 者	科学技术文献出版社	
地 址	北京市复兴路15号 邮编 100038	
编 务 部	（010）58882938，58882087（传真）	
发 行 部	（010）58882905，58882868	
邮 购 部	（010）58882873	
官 方 网 址	www.stdp.com.cn	
发 行 者	科学技术文献出版社发行 全国各地新华书店经销	
印 刷 者	北京地大彩印有限公司	
版 次	2024年6月第1版 2024年6月第1次印刷	
开 本	880×1230 1/32	
字 数	183千	
印 张	9	
书 号	ISBN 978-7-5235-1368-2	
定 价	52.00元	

自　序

您好！见字如面。

您手里拿着的，是"刘健医生说心脏"团队创作的心脏科普漫画系列的第二册——《拯救心脏2》。

该书延续了第一册的风格，以漫画聊科普，用故事谈医学。如果说，第一册的创作是为了满足患者的需求，那么，第二册就更多地融入了我们对漫画的思考。您可以看到，更加亲切的画风，更加绚烂的插画，故事的叙述也更加精简和凝练。

该书共分为"漫"说血压、"漫"看血糖、"漫"聊血脂、"漫"讲冠心病、"漫"谈预防5个章节，我们采用40个小故事为您叙述高血压、糖尿病、高脂血症、冠心病等常见心血管疾病的管理要点和误区，并从日常生活中提炼出预防心血管疾病的具体措施和关键步骤。既介绍测量血压、管理血脂的误区，也讲述了血压多高该吃降压药、血糖低了怎么办的方法，还可以了解冠心病的"老黄历"、胰岛素诞生百年等医学人文历史，希望这本漫画书籍给您带来乐趣的同时，手把手地教您学会疾病的管理，为您的心脏保驾护航。

我真心地希望，这本书不仅仅是一本关于心脏知识的科普漫画，更是对健康管理的一个提醒。希望通过阅读这些漫画小故事，您能够更加珍惜自己的心脏，积极采取行动来维护它的健康，真正做自己健康的第一责任人！

刘健

2024 年 5 月

目　录

第一章　"漫"说血压

02　血压应该怎么量？

09　血压到多高要吃降压药呢？

17　降压药那么多，哪个最好？

26　夏季血压为什么会下降？

32　血压飙升，该怎么办？

39　好厨子一把盐，你吃对了吗？

46　测量血压 6 大误区，王阿姨全中了！

第二章　"漫"看血糖

56　吃出来的糖尿病

63　血糖低了怎么办？

67　血糖有点异常，该怎么办？

73　漫画胰岛素诞生百年

83　糖尿病患者应该这样护眼

90　糖尿病可能引起截肢？真的！

第三章　"漫"聊血脂

98　瘦人为什么也得高脂血症？

104　甘油三酯，你真的了解吗？

110　阿托伐他汀钙片，又降脂又补钙？

116　降脂治疗这些误区，你中招了吗？

第四章 "漫"讲冠心病

130 深扒冠心病的"老黄历"

135 心肌梗死了，要先找熟人吗？

140 冠心病心肌缺血、缺氧，吸氧能好转吗？

149 冠状动脉粥样硬化，究竟是怎么回事？

156 血管斑块能消失吗？

166 冬季猝死高发，可怕！猝死可预防，庆幸！

175 健身后肌酸激酶很高，难道心脏有问题了？

183 支架术后还能做磁共振成像检查吗？

186 心绞痛急救药 NO.1——硝酸甘油

190 药品说明书看不懂？看这里

第五章 "漫"谈预防

196 亡羊补牢？不如防患未然

201 脖子粗？可能是心脏在求救

209 疏通血管、净化血液，你信了吗？

215 新版膳食"红宝书"，教你怎么健康吃

221 吸烟，心脏会发生什么？

228 健康的胖子？不存在！

233 减肥只做无氧运动有效吗？

238 存钱养老？不如存肌肉防老！

245 你熬过的夜，终将以健康买单

254 这个"睡眠杀手"要小心！

263 压力大到崩溃，你可以这样做

268 脉搏太快，寿命就短？

276 守好口腔卫生关，莫让病从口入

第一章
"漫"说血压

血压应该怎么量？

图雅，女，50 岁，高血压 10 年。平时经常去医院测量血压，最近太忙没空去，自己买了血压计想在家监测。可她对如何测量血压，以及测量血压时的注意事项等相关问题存在疑虑，故来咨询。

图雅

刘大夫，我高血压 10 年了，平时经常去医院测血压，最近太忙了就没去，能在家自己测吗？

刘大夫

当然。我们建议所有高血压患者都在家里自测血压。

图雅

这样啊！那我买的这个电子血压计可以用吗？

刘大夫

可以。在家自测血压优选这种上臂式电子血压计。以前用的水银血压计，还有新出的手腕式或手指式电子血压计都是不推荐的。

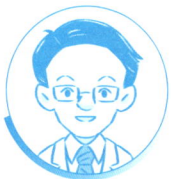

图雅

那在家里自测血压有什么讲究吗?

刘大夫

有的。在测量血压的前、中、后都有注意事项,下面我来给您说一说。

刘大夫划重点 ✎

测量血压前,要注意:

1. 测量前 30 分钟避免进食,避免饮酒、咖啡、浓茶,避免剧烈运动。

2. 测量前排空大小便。

3. 测量前在安静的环境下休息 5 分钟。

半小时内禁止饮酒、
咖啡、浓茶

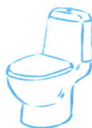

测量前去厕所

静坐 5 分钟

图雅： 我在家比较爱喝奶茶，那测量血压前能喝吗？

刘大夫： 不建议。监测血压那天最好不要喝奶茶，平时也少喝点儿。

刘大夫划重点 ✏

测量血压前，要注意：

1. 坐有靠背的椅子，双脚自然放平。
2. 一侧手上臂裸露平放在桌面上，掌心朝上。
3. 袖带中心与心脏位置处于同一高度。
4. 袖带下缘在肘窝上 2 cm，不松不紧。
5. 测量过程中保持安静，不说话。

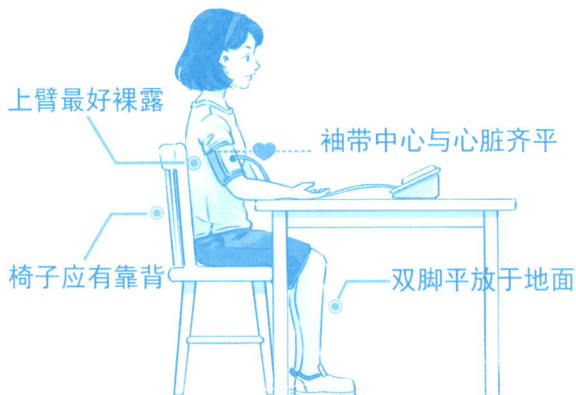

上臂最好裸露

袖带中心与心脏齐平

椅子应有靠背

双脚平放于地面

图雅

能在我家的矮桌上测量血压吗?

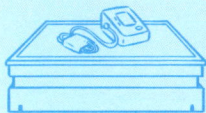

不建议。坐位测量血压时,腰背要挺直,双脚自然平放在地面上。桌子太矮的话,达不到以上要求。

刘大夫

图雅

接着应该怎么做呢?

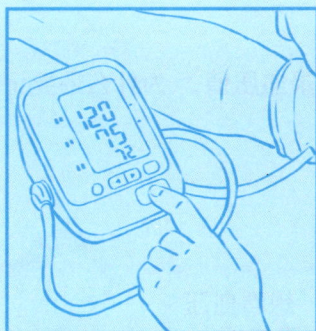

以上都准备好,就可以打开血压计的开关,开始测量。等待袖带充气和放气;最后,血压计会自动显示血压数值。

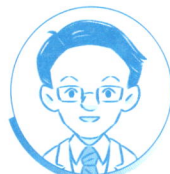

刘大夫

5

刘大夫划重点 ✎

测量血压后，要注意：

1. 隔 1 ~ 2 分钟再次测量一次。

2. 取两次测量的平均值。

3. 记录血压结果，并在复诊时给大夫参考。

日期		
测量时间		
收缩压（mmHg）		
舒张压（mmHg）		
脉率（次/分）		
是否有不适症状		

图雅： 血压计好像可以记录血压值，为什么还要记到本子上？

刘大夫： 血压计只能查看最近的几次记录，想看血压值变化的长期趋势还是记到本子上更方便。

图雅

刘大夫，是不是左侧和右侧手臂都要测量呢？

刘大夫

第一次测血压，两侧都要测。平时选择血压高的一侧日常监测就行。

图雅

在家里测量血压应该多久一次呢？

刘大夫

如果血压已经达标且比较平稳，可以每周测量，分别在早餐前和入睡前各测一次，选择固定的一天，这样可以更好地监测血压状况。

	一	二	三	四	五	六	日
早			🩺				
晚			🩺				

血压平稳，每周选择固定的一天测量

那要是血压有点高，不够稳定呢？

图雅

如果刚更换降压药或血压不平稳，应连续监测 7 天的早、晚血压，并在复诊时把血压记录给大夫参考。

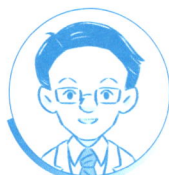

刘大夫

	一	二	三	四	五	六	日
早							
晚							

换降压药或血压不平稳

连续监测7天

刘大夫，您说得真详细！我会按照您教的方法来测血压的，谢谢您！

图雅

没事儿，这是我应该做的！

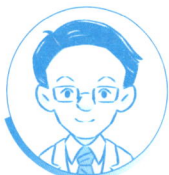

刘大夫

血压到多高要吃降压药呢?

很多人听说高血压要终生吃药,就对降压药非常抗拒,抱着侥幸的心理想:反正也没有很不舒服,不吃药应该也没有多大危害。果真如此吗?跟随赵阿姨和小帮手馨馨,一起去看看刘大夫怎么说吧。

高血压是我国最常见的心血管疾病,有多常见呢?

· 刘大夫直播 ·

据估计,中国成人高血压患病人数为 2.45 亿。成人高血压患病率约为 27.5%,但血压控制率仅为 11%。

换句话说,大约每 4 位成人中,就有 1 位高血压患者。可是,大约 90% 的患者,血压控制没有达标。

高血压为什么需要治疗呢？这是因为，当血压升高时，不是只有手臂血管的血压升高。

全身血管的血压都会升高，这很容易引起心、脑、肾等靶器官损害。

· 刘大夫直播 ·

因此，把血压控制达标，是预防心血管疾病的重要措施。

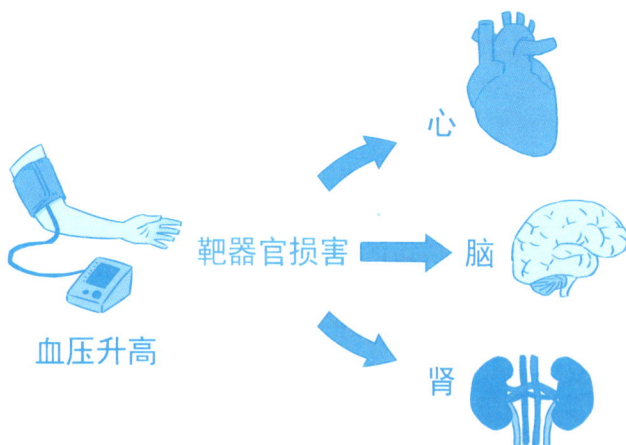

心

靶器官损害 → 脑

血压升高 → 肾

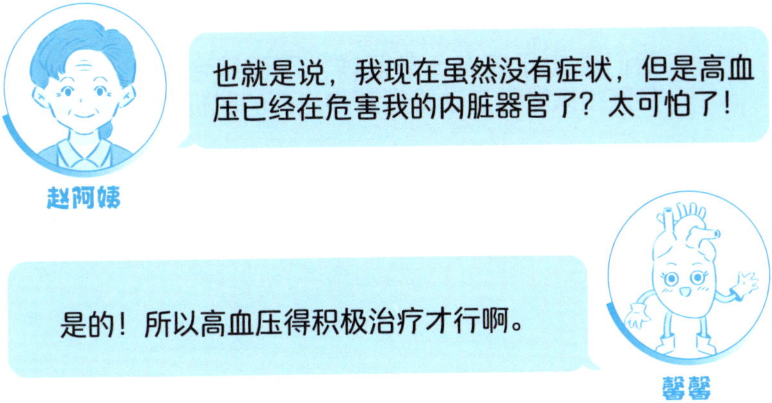

赵阿姨

也就是说，我现在虽然没有症状，但是高血压已经在危害我的内脏器官了？太可怕了！

是的！所以高血压得积极治疗才行啊。

馨馨

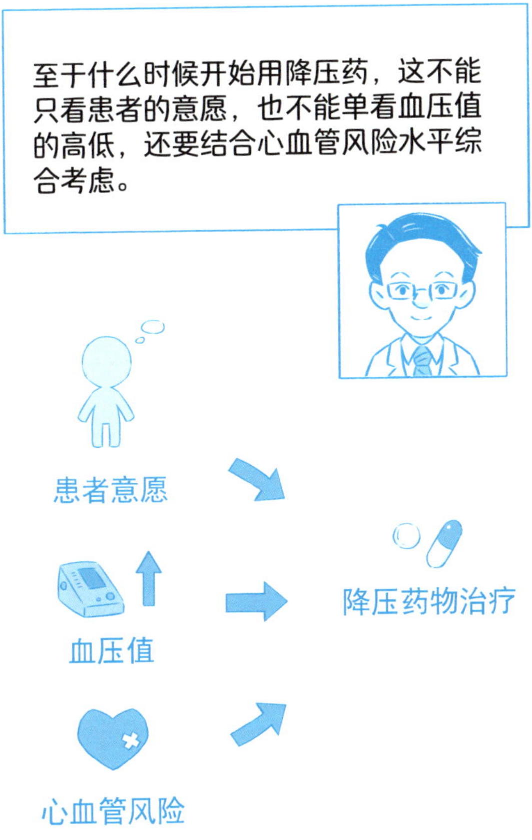

至于什么时候开始用降压药，这不能只看患者的意愿，也不能单看血压值的高低，还要结合心血管风险水平综合考虑。

患者意愿

血压值

降压药物治疗

心血管风险

我们说血压值有 3 条蓝线，下面结合 3 条蓝线来看看启动降压药物治疗的时机。

刘大夫划重点 ✎

第 1 条蓝线：

| 120/80 mmHg |

如果您的血压值＜ 120/80 mmHg：

恭喜！血压正常，要继续维持。

120/80 mmHg ≤血压＜ 140/90 mmHg：

警惕！这属于血压正常高值，您的血压开始有点小异常了。

第 2 条蓝线：

| 140/90 mmHg |

血压≥ 140/90 mmHg：

小心！您的血压已经踏入高血压的危险范围！

刘大夫划重点

第 3 条蓝线：

160/100 mmHg

140/90 mmHg ≤血压＜ 160/100 mmHg：

情况一

无其他心血管危险因素，首先采取生活方式干预来降低血压，包括减少钠盐摄入、减轻体重、规律运动、戒烟戒酒，以及心理平衡。1 ～ 3 个月后，如果血压＜ 140/90 mmHg，继续进行生活方式干预；若血压未达标，需要加入降压药物治疗。

情况二

合并其他心血管危险因素，除了改善生活方式，还应启动降压药物治疗。

血压≥ 160/100 mmHg：

这时，除了改善生活方式，应该立即启动降压药物治疗啦！

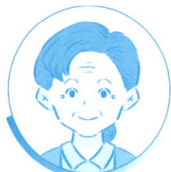

第一天在医院测血压	
第一次	148/83 mmHg
第二次	151/87 mmHg
第二天在医院测血压	
第三次	161/84 mmHg

同时满足以下 3 个条件：

不是同一天

3 次诊室血压值

收缩压≥ 140 mmHg

和 / 或舒张压≥ 90 mmHg

⬇

高血压

⬇

同时评估其他心血管危险因素
（如糖尿病、高脂血症、冠心病、心力衰竭、脑卒中、
肾功能异常，以及肥胖、打鼾等情况）

原来如此，我的高压超过 160 mmHg 了，
怪不得大夫建议我用药呢。

赵阿姨

是啊，高血压用药有很多讲究呢。

馨馨

刘大夫划重点 ✏️

不同血压水平的治疗措施

血压水平	分类	是否合并慢性疾病或心血管危险因素	建议降压治疗措施
< 120/80 mmHg	正常血压	是 / 否	健康生活方式
120 ~ 139/ 80 ~ 89 mmHg	正常高值	否	生活方式干预
		是	生活方式干预同时考虑降压药物治疗
140 ~ 159/ 90 ~ 99 mmHg	高血压	否	生活方式干预（1~3 个月血压不达标加降压药物治疗）
		是	生活方式干预 + 降压药物治疗
≥ 160/100 mmHg		是 / 否	生活方式干预 + 降压药物治疗

　　总的来说，如果血压水平在正常血压高值以上，就要到心内科进行心血管病风险评估。

　　若没有其他危险因素，可以先进行生活方式干预。若合并慢性疾病或心血管危险因素，或者血压水平较高，应在生活方式干预的基础上使用降压药物治疗。

刘大夫

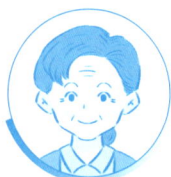

赵阿姨

看来还是得用上降压药才行，不然心、脑、肾出现损害可了不得！

是啊，刘大夫说了，大多数高血压患者都需要采取降压药物治疗，遵医嘱用药，才能长"治"久安啊！

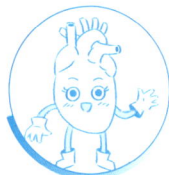

馨馨

降压药那么多，哪个最好？

老张，男，58岁，高血压6年。最近血压有点儿偏高，社区大夫给调整了治疗方案。对此，老张有不少疑问。

老张：刘大夫，我最近血压有点高，社区大夫让我加一个药，为什么不能把原来吃的药加量呢？

刘大夫：老张，我看了您的血压记录，您现在的血压水平用单药控制是不够的。

老张：那么多降压药，给我用效果最强的药就好了啊。

刘大夫：降压药的降压作用不是您想的那么简单，我来给您科普一下吧。

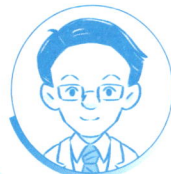

刘大夫划重点 ✏

　　血压是指动脉血对血管壁产生的压力，这与水管中水对管壁产生的压力相类似。

　　影响水压的 3 个因素，在血压中也存在类似的情况。

泵水的压力=心脏泵出血液的力量

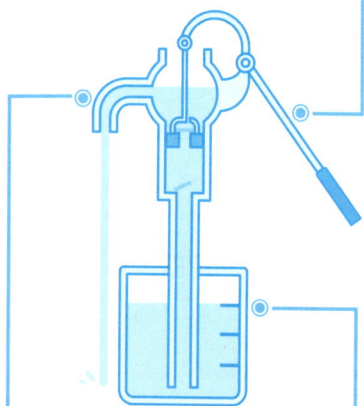

水管粗细=血管的容量　　储水量=总的血液量

刘大夫划重点 ✏️

目前，临床上常用的 5 类降压药物就是通过不同的机制来影响这 3 个因素中的 1 个或多个，从而达到降压的效果。

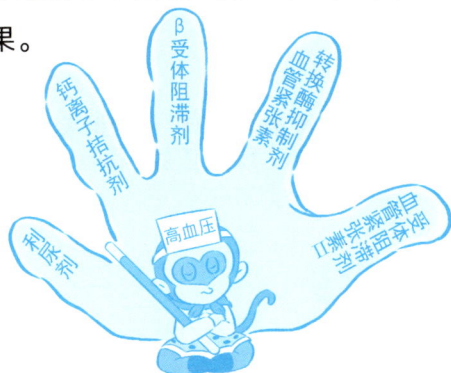

利尿剂

药名：×× 噻嗪

机制：利尿→减少循环血液量→降压

适用：高血压合并心衰及单纯收缩期高血压的老年患者。

储水量下降了，
水管的压力就会减少。

老张

可我听说利尿剂会影响睡眠？

是的，利尿剂可能导致夜间频繁排尿，因此一般建议在早上服用该类药物。

刘大夫

刘大夫划重点 ✎

钙离子拮抗剂

药名：×× 地平

机制：扩张血管→增加血管容量→降压

适用：伴有心绞痛症状和有动脉粥样硬化
　　　疾病风险的患者。

不适用：伴有心力衰竭的患者。

水管加粗了，
水压自然减少。

刘大夫划重点 ✎

β受体阻滞剂

药名：××洛尔

机制：减缓心率、减少心肌收缩力→减小心脏泵血
力量→降压

适用：合并快速心律失常（如窦性心动过速、心房
颤动等），或伴有心肌梗死、心力衰竭的患者。

不适用：患有糖尿病、哮喘或慢性阻塞性肺疾病
的患者。

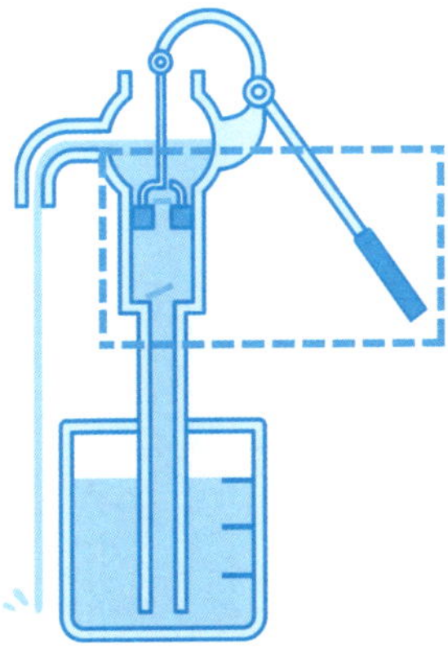

减少泵水力量，
水压降低。

刘大夫划重点

血管紧张素转换酶抑制剂和血管紧张素 II 受体阻滞剂

简称：ACEI 和 ARB

药名：×× 普利、×× 沙坦

机制：扩张血管→增加血管容量→降压

适用：伴有充血性心力衰竭、糖尿病或者肾病的患者。

备注：×× 普利常有干咳的不良反应；两类药物都禁用于孕妇。

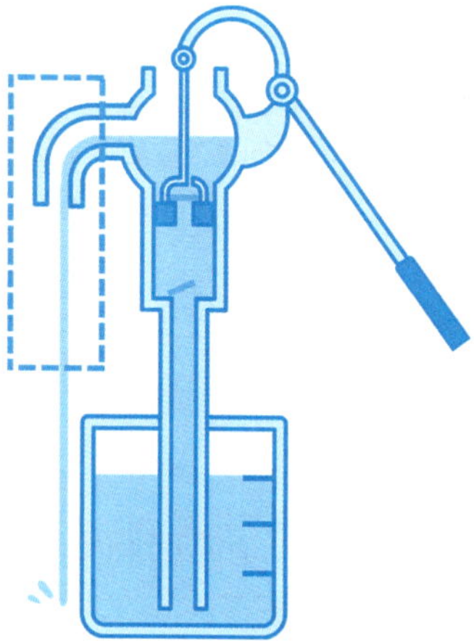

水管加粗了，
水压自然减少。

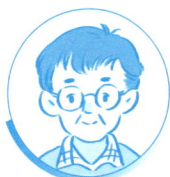

老张

咦？您刚才说的钙离子拮抗剂，还有 ACEI 和 ARB 都是通过扩张血管来降压，它们有什么不同呢？

刘大夫

虽然它们都能扩张血管，但是作用的靶点是不同的。

让我攥紧你，血管！

血管紧张素

让我进去！我要血管收缩！

钙离子

钙离子拮抗剂

NO!

ACEI

ARB

血管

老张

原来如此，看来每一类降压药都有自己的独特之处，所以才分不出哪种最好，是吗？

刘大夫

没错！在这 5 类降压药中，没有最好的，只有最适合的。

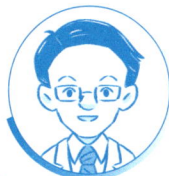

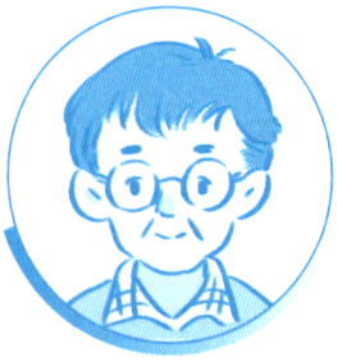

老张

那应该怎样选择降压药呢?

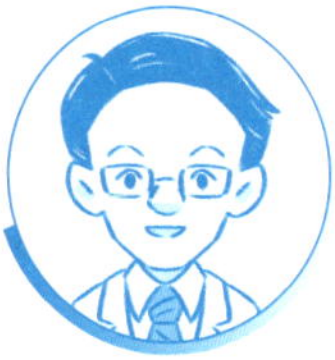

刘大夫

每种药物都有利有弊,大夫会根据患者自身情况,遵循原则制订个体化降压方案。

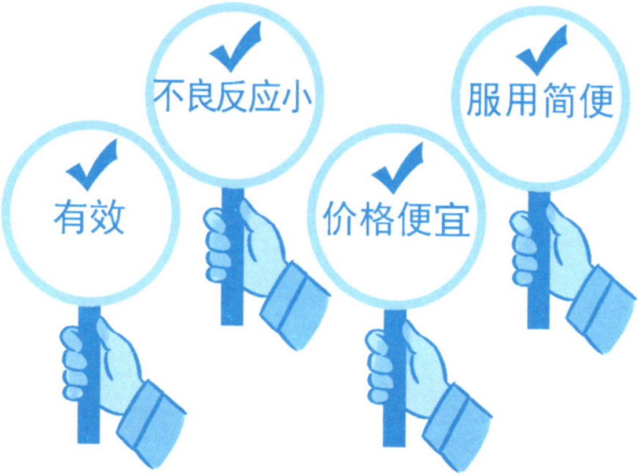

✓ 不良反应小
✓ 服用简便
✓ 有效
✓ 价格便宜

选择降压药物的原则

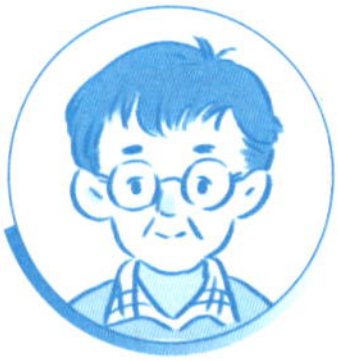

老张

像我这样的情况,为什么要服两种药而不是一种药加量呢?吃药越多,不良反应不就越大吗?

两种降压药，虽然是"1+1"的组合，可是它们的降压作用却大于 2，而不良反应又小于 1。

刘大夫

刘大夫划重点 ✎

　　人体血压升高可能同时存在多种因素，两种或多种降压药通过不同方式会达到更好的降压效果。

　　关于药物不良反应，在选择药物搭配时大夫就已考虑进去。推荐降压组合不仅不会增加不良反应，还可能减轻各类药物带来的不良反应。

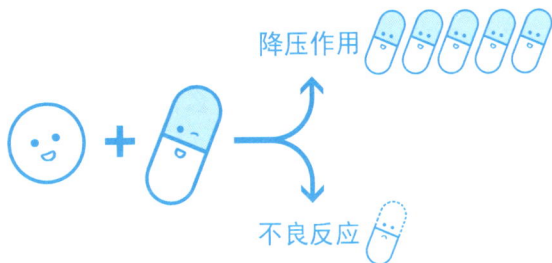

降压作用

不良反应

原来是这样！我回去一定好好服药！谢谢刘大夫！

老张

不客气，有什么问题多和大夫沟通，这样治疗效果更好！

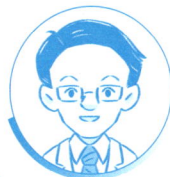

刘大夫

夏季血压为什么会下降？

吴大爷，65岁，高血压10年。最近夏天到了，血压也下降了，于是自己把降压药停了。女儿觉得这样做不妥，有点儿担心。您觉得吴大爷的这种做法对吗？我们来看看刘大夫怎么说。

您的血压是115/78 mmHg，属于正常范围。

这血压多好，不明白女儿担心什么，我的高血压就是好了嘛。

吴大爷

此言差矣。您血压下降很可能是因为夏季到了的缘故。

刘大夫

刘大夫划重点 ✎

为何夏季血压偏低？

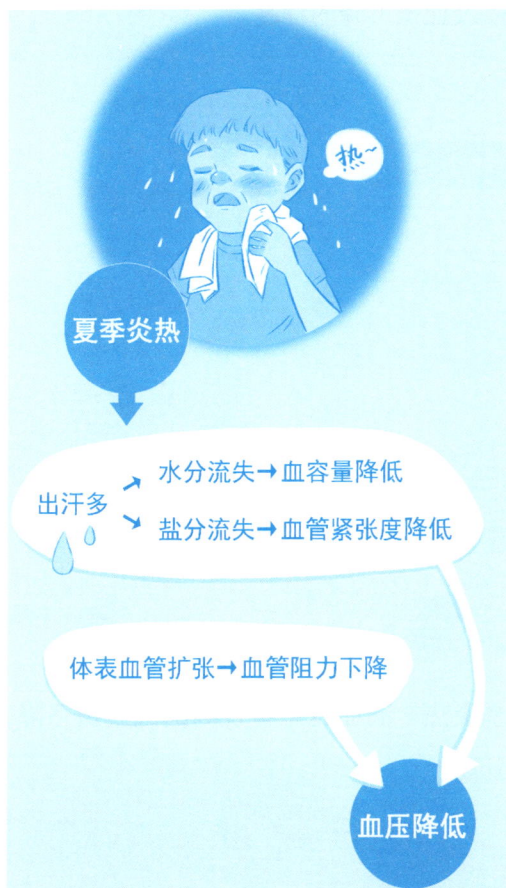

热~

夏季炎热

出汗多 ↗ 水分流失➡血容量降低

↘ 盐分流失➡血管紧张度降低

体表血管扩张➡血管阻力下降

血压降低

吴大爷

原来天气热也能让血压下降啊。不过反正血压都降下来了，是不是可以不吃降压药呢？

还需要做一个动态血压监测看看血压是否确实下降，以及血压下降的程度。

刘大夫

刘大夫划重点

夏季血压也可能偏高

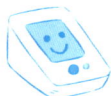

夏季炎热，高血压患者夜间睡眠质量下降，可导致血压升高。

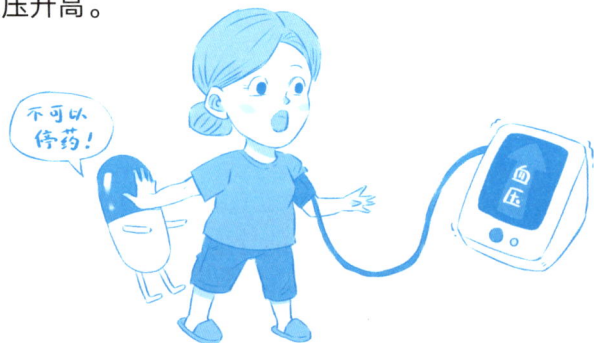

不可以停药！

自行停用降压药,血管反弹性收缩,血压骤然升高。

刘大夫

吴大爷，您的夜间血压还是挺高的，降压药不能停啊。

原来还有这种情况，还是听大夫的建议为好。

吴大爷

刘大夫划重点 ✏

到了夏季，即使血压下降，也不可以擅自减药或停药。遵医嘱用药，才是对自己最好的保护。

药不能停！

刘大夫

不过还是要给您点赞，在面对疾病问题时，选择咨询大夫。

那到了夏季，什么情况要来找大夫呢？

吴大爷

刘大夫划重点

遇到下面 3 种情况需要就医

1 收缩压（高压）常常低于 120 mmHg

2 服药后头晕、乏力

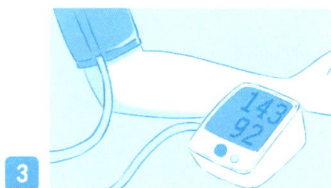

3 轻度高血压（140 ~ 159/90 ~ 99 mmHg）

　　一般来说，如果夏天患者血压确实有所下降，而且病情比较稳定，在没有其他心血管疾病的情况下，降压药的剂量可以酌情减少，但必须遵照医嘱，减药的过程中也要密切监测血压。

刘大夫

血压下降
病情稳定 ❶

❷ 没有其他
心血管疾病

吴大爷

我明白了，高血压患者在夏季出现血压波动或者头晕症状时，要去心内科询问大夫是否需要调药。

刘大夫

是的，无论继续用药还是减量，都需要遵医嘱，同时要定期监测血压。

血压飙升，该怎么办？

黄阿姨有点儿胸闷，女儿赶紧帮忙测下血压，高压竟然195 mmHg！这血压可太高了，俩人赶紧来了医院。

刘大夫

幸亏来得及时，您母亲现在血压是192/117 mmHg，属于高血压急症，而且还有急性冠脉综合征的表现。

正在采用静脉输液给药方式来控制血压，让它缓慢降下来。另外，还用了扩张血管和控制心率的药物，来改善心肌缺血。

高血压不是慢性病吗？

高血压急症是什么？

严重吗？

有什么危害吗？

黄阿姨女儿

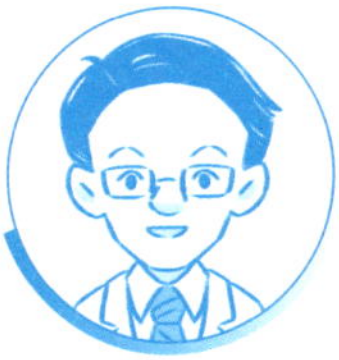

刘大夫

高血压也有急症，通常有 3 种情况：

1

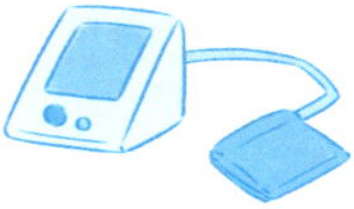

当收缩压或者舒张压

其中一项超过 220/140 mmHg；

2

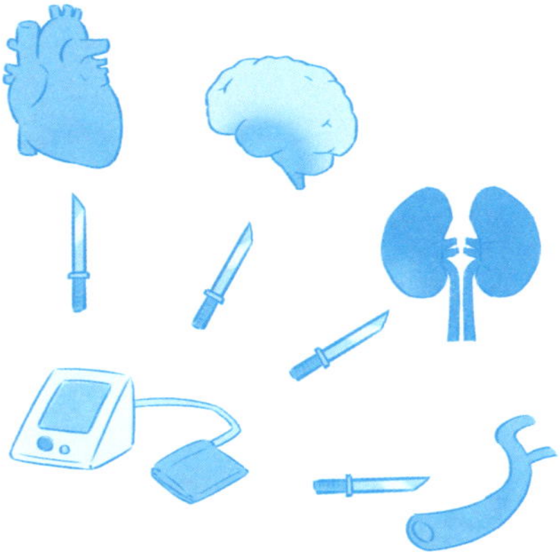

当收缩压或者舒张压其中一项

超过 180/120 mmHg，

并且出现心、脑、肾、血管损害；

3 血压虽然还未达到限值，

但是已经明确出现心、脑、肾、血管损害。

馨馨

高血压急症不容小觑，它起病急、预后差。由于其会造成靶器官损害，相关的住院死亡率还挺高。

高血压急症

↓

急性冠脉综合征、急性心力衰竭

脑梗死、脑出血

急性肾功能不全

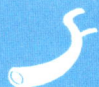

急性主动脉夹层

↓

相关住院死亡率
0.48% ~ 12.5%

我妈血压那么高，还有胸闷、头痛，这些都是高血压急症的表现吗？

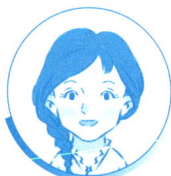

黄阿姨女儿

是的，除了血压急剧上升之外，高血压急症患者还可能出现明显的头晕、头痛、视物模糊、胸痛、呼吸困难等症状，要马上拨打120送院急救。

馨馨

馨馨，高血压是常见病，那高血压急症是不是也很常见？它是怎么造成的呢？

黄阿姨女儿

46.9%

高血压知晓率

40.7%

治疗率

15.3%

控制率

我国高血压患者"三率"都很低，很多患者因为血压太高出现症状才到医院就诊，这时候已经是高血压急症了。

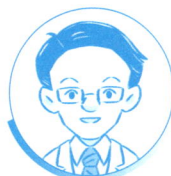

馨馨

高血压急症的常见诱因有7种。

刘大夫

停用降压药

妊娠女性

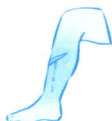
严重外伤

肾脏疾病

急、慢性疼痛

急性感染

情绪激动

血压高有这么多坏处，是不是应该用药赶紧让它降下来？

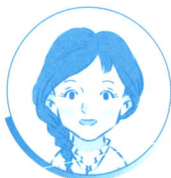
黄阿姨女儿

馨馨

那可使不得！血压降得太快，重要器官就容易缺血。

刘大夫划重点

血压控制并非越快越好，也并非越低越好。对患者进行充分评估，有节奏、有目标地降低血压，才能保护好重要器官的血流灌注。

血压平稳下降

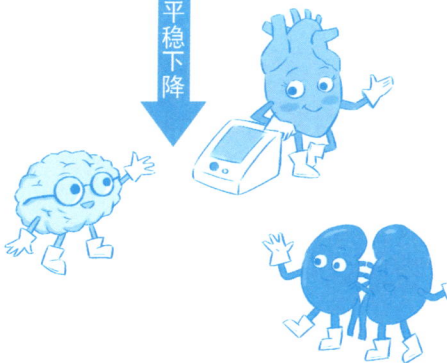

高血压急症降压目标

1小时
平均动脉压↓不超过25%

6小时
到达160/100 mmHg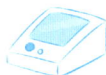

1~2天
血压正常

馨馨

输液治疗也是为了让血压缓慢下降吗?

黄阿姨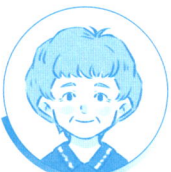

是的。一般治疗高血压急症,都会选择起效比较快,作用时间比较短,静脉输液给药的降压药物,比如拉贝洛尔、尼卡地平、硝普钠等。

刘大夫

我的血压已经降到 164/92 mmHg,现在感觉好多了。谢谢你们!

黄阿姨

不客气!

刘大夫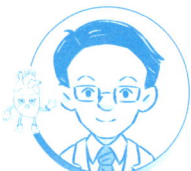

好厨子一把盐，你吃对了吗？

都说"好厨子一把盐"，日常做饭多放点盐更有味道，更好吃，您觉得这种做法对吗？

都说"好厨子一把盐"，

多放点盐更有味！

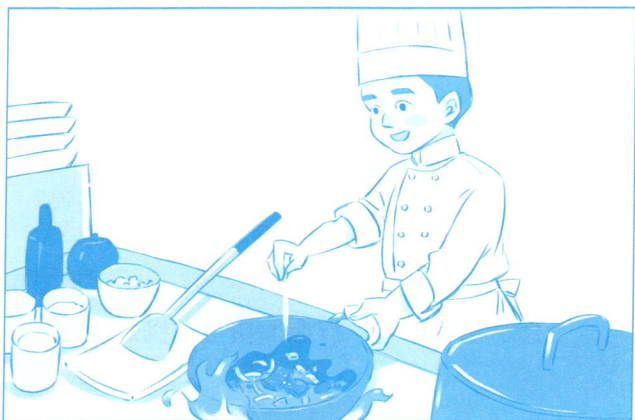

中国居民膳食指南（2022）建议，成年人每人每天摄盐量小于5克。

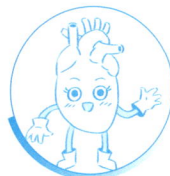

馨馨

可是，我国已成为一个"重口味"国家，居民人均摄盐量每天超过 11 克，比推荐摄盐量的 2 倍还多。

推荐＜5克/天

盐

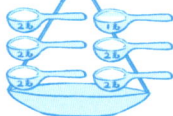

实际11克/天

馨馨

您知道吃盐过多有什么影响吗?

您一勺我一勺，疾病很快上门找！

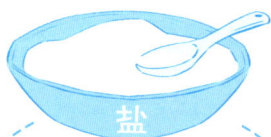

盐

高血压　心脏病　脑卒中　癌症

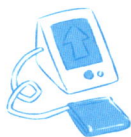 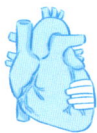 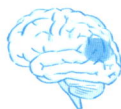 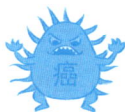

"盐"多必失,
摄盐过多会减寿。

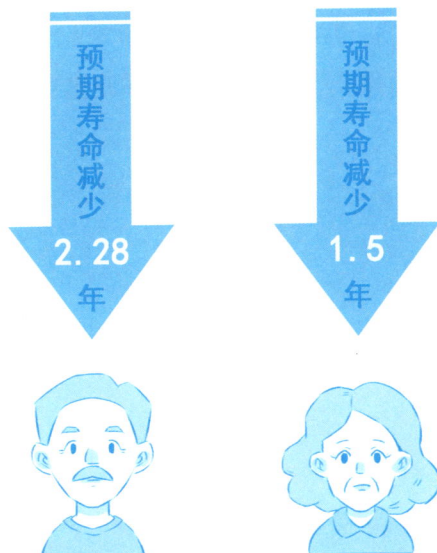

预期寿命减少 **2.28** 年

预期寿命减少 **1.5** 年

刘大夫划重点

高盐饮食的危害主要源于高钠、低钾

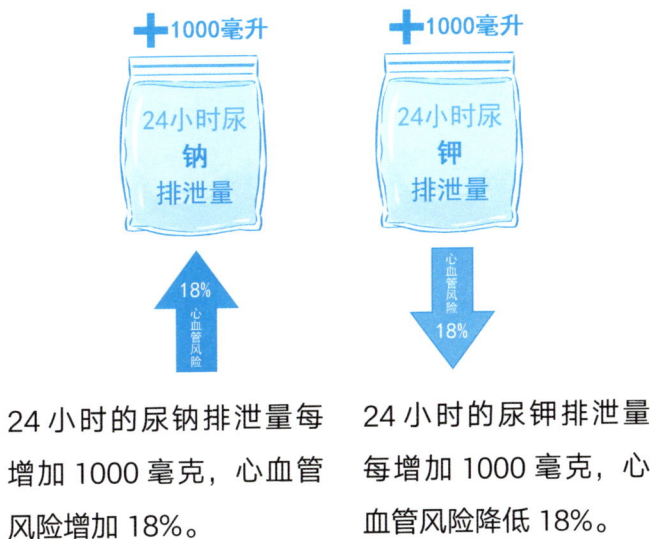

➕1000毫升

24小时尿 **钠** 排泄量

➕1000毫升

24小时尿 **钾** 排泄量

18% 心血管风险 ⬆

心血管风险 18% ⬇

24小时的尿钠排泄量每增加1000毫克,心血管风险增加18%。

24小时的尿钾排泄量每增加1000毫克,心血管风险降低18%。

刘大夫，多吃盐害处大，少吃盐有好处吗？

馨馨

当然有！

刘大夫

如果每天少吃 1 克盐……

平均收缩压降低约 1.2 mmHg！

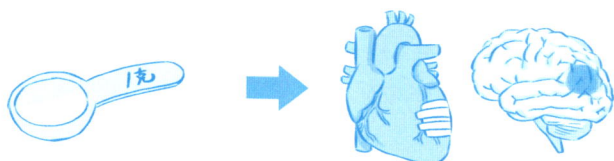

持续到 2030 年，
预防近 900 万例心脏病和脑卒中病例！

持续到 2030 年，挽救 400 万人的生命！

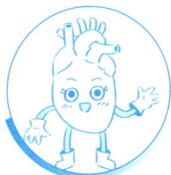

馨馨

每天减少1克盐，应该很容易做到吧？

盐吃进去容易，少吃却很难。

刘大夫

这些食品里面大概含有 1 克盐

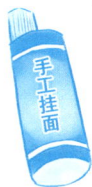

1小把挂面

2片面包

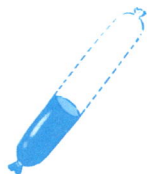

1/3根火腿肠

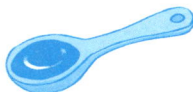

半个咸鸭蛋

1勺生抽

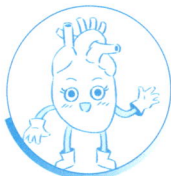

馨馨

刘大夫，您的减盐小妙招
给大家分享一下呗。

刘大夫划重点

减盐小妙招——居家烹调

使用限盐勺；花椒、大料、洋葱、孜然等调料有助提味；少吃腌制食品和酱料；考虑用低钠盐代替常规食盐。

减盐小妙招——外出就餐

我们口味淡，请让厨师少放盐。

叮嘱厨师少放盐；尽量少点盐味重的菜肴，比如酱香、豆豉、泡菜、酸菜、卤菜等；还可以拿水把菜肴涮一下再吃。

刘大夫划重点 ✏

减盐小妙招——购买包装食品

学会看营养成分表、计算盐含量。

1 克钠约等于 2.5 克盐，少吃高盐食品。

（100 克固体食品钠含量＞600 毫克，或者 100 毫升液体食品钠＞300 毫克）

刘大夫划重点 ✏

大家要记得，
成人每天摄盐量不可超过 5 克。

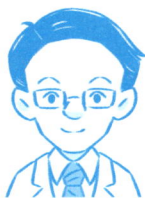 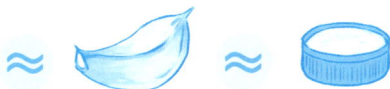 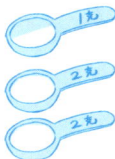

5克盐 ≈ 一小蒜瓣 ≈ 一小瓶盖盐

测量血压 6 大误区，王阿姨全中了！

王阿姨，50 岁，高血压半年，按照大夫的嘱托，今天来心内科复诊。

王阿姨

终于到了，跑得头晕，可能血压高了，赶紧帮我测量血压吧。

您气喘吁吁的，刚运动完，现在测量的血压不准确。

馨馨

1

误区一：刚运动完或情绪激动时测血压

实际上：安静状态下测量血压更准确

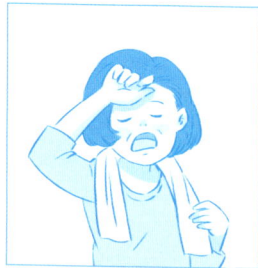

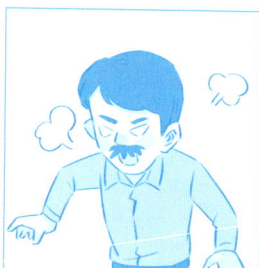

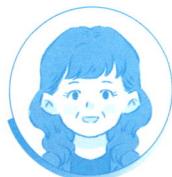

运动、情绪激动、吃饭、喝酒、抽烟、喝茶或咖啡后，休息 30 分钟；排空大小便，安静休息 5 分钟再测量。

馨馨

王阿姨，您休息 20 分钟了，可以去测量血压啦。

这种电子血压计，能有水银血压计测量得准吗？

王阿姨

2

误区二：用水银血压计测量血压更准确

实际上：推荐使用上臂式电子血压计测量血压

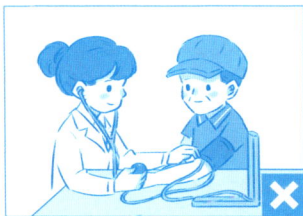

水银血压计对测量者要求高，淘汰啦！

上臂式电子血压计操作简单，推荐！

手指式血压计测出的血压值与上臂血压差别较大，不推荐使用！

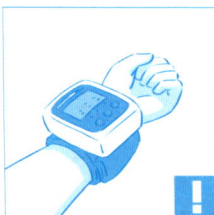

不同品牌的腕式血压计测量要求不同，需严格参照说明书使用。

王阿姨

测量左侧手臂吗？测量右侧手臂血压值会不会更准确？

王阿姨，那不一定。

馨馨

3

误区三：测量右侧手臂血压更准

实际上：双侧手臂都可以

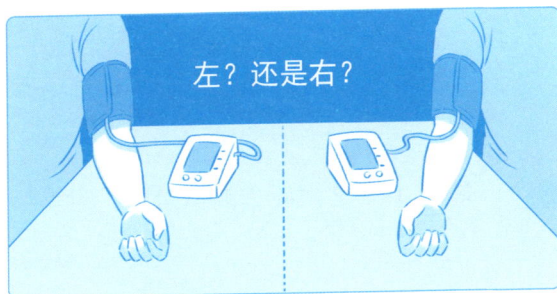

左？还是右？

双侧手臂都可以选择，建议选择血压高的一侧日常监测。

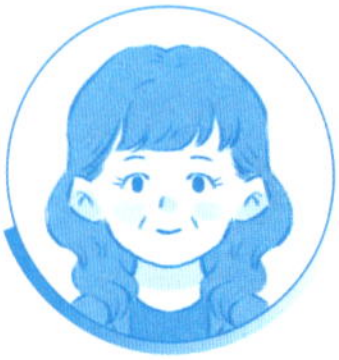

王阿姨

袖带太松了，紧点更准吧？

可不能太紧。

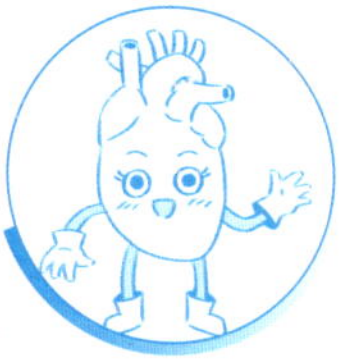

馨馨

4

误区四：袖带越紧越好

实际上：不松不紧刚刚好

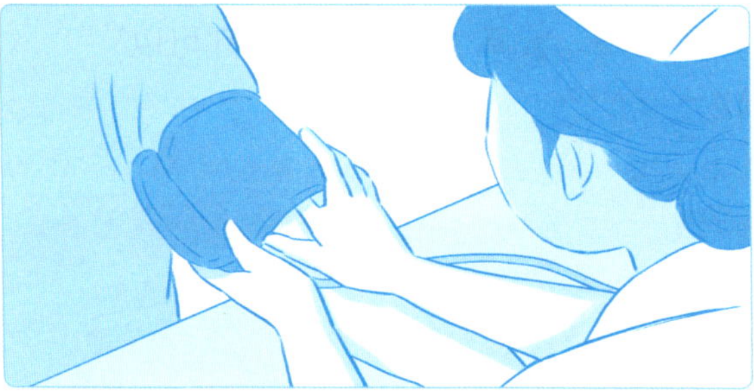

能放 1 ～ 2 根手指的宽松度，完美！

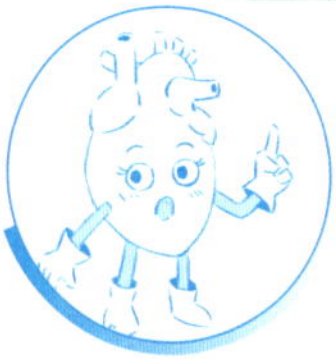

王阿姨，您血压 113/78 mmHg，是正常的。

馨馨

还是医院测量得准。

王阿姨

5

误区五：医院测得更准

实际上：在家测量得更准

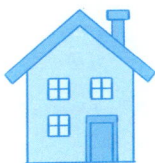

家庭自测血压更放松，血压值更真实。诊室血压比家庭自测血压略高，收缩压高 5 ~ 10 mmHg，舒张压高 5 mmHg。

血压会波动，所以每天多测量几次就更准确吧？

王阿姨

血压确实会波动，但测量次数不是越多越好。

馨馨

6

误区六：测量的次数越多，血压越准确

实际上：每天早晚测量一次即可，每次测量 3 遍，每遍间隔 1 分钟，取平均值就行

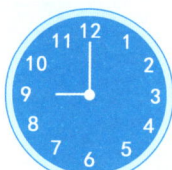

早　　　　　　　　晚

监测日排空晨尿，吃过早饭，服降压药前，测量 1 次；睡觉前，测量 1 次。

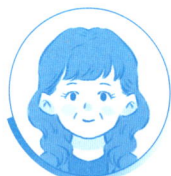

王阿姨

原来测量血压有这么多讲究。

是啊！避免误区，才能测量出最真实的血压。

馨馨

刘大夫划重点 ✎

正确测量血压有讲究

✓ 运动、饱餐、抽烟、喝茶、喝酒后，最好静候 30 分钟。

✓ 首选上臂式电子血压计，操作简单更准确。

✓ 测量右侧手臂血压最准是误区，其实双侧手臂都可行。

✓ 袖带不紧不松，能放 1 ~ 2 根手指最适中。

✓ 莫忽视家庭自测血压重要性，家庭自测血压更放松，血压值更真实。

✓ 测量血压次数不需太多，监测日早晚各一次即可。

第二章
"漫"看血糖

吃出来的糖尿病

新闻说，很多人的糖尿病是吃出来的。糖尿病能吃出来？这是真的吗？

健康日报

2型糖尿病患者中，超过1/4是吃出来的！

躺枪，不是我呀！

在我国，15 岁以上的 2 型糖尿病患者中，有 26.13% 的患者是饮食不当引起的。

刘大夫，我吃了好多糖，会不会得糖尿病啊？

馨馨

比吃什么更重要的是如何搭配食物。

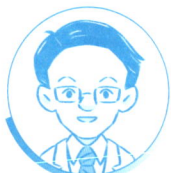

刘大夫

刘大夫划重点

"三多四少"，糖尿病来了

红肉吃太**多**

全谷物吃太**少**

加工肉吃太**多**

水果吃太**少**

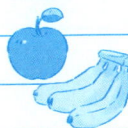

含糖饮料喝太**多**

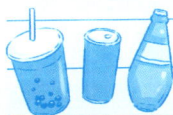

膳食纤维吃太**少**

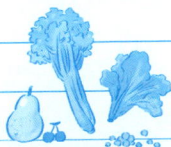

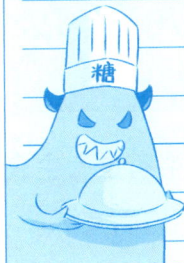

糖

坚果和种子类吃太**少**

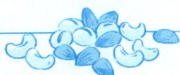

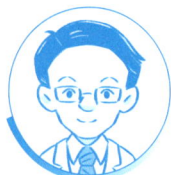

刘大夫

如果不采取措施，我国糖尿病患者数量可能会从 2019 年的 1.164 亿，增长至 2030 年的 1.405 亿左右。

中国糖尿病患者数量

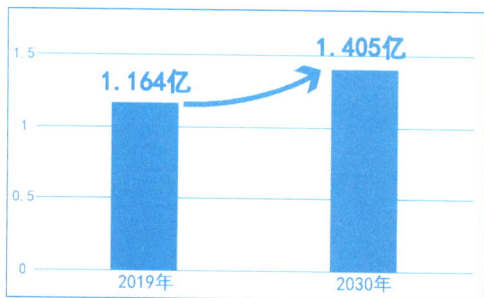

1.164亿   1.405亿

2019年   2030年

原来错不在食物，而在食物搭配比例！

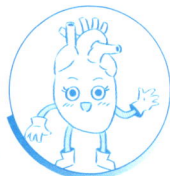

馨馨

土豆配米饭，
全是主食。

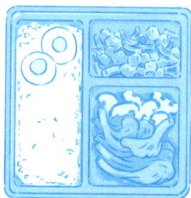

有菜有蛋有主食，
均衡营养。

刘大夫

不仅如此，如果能维持健康体重、适度锻炼和合理饮食，可以让 53% 的男性和 58% 的女性避免患上 2 型糖尿病。

那怎么吃才算合理饮食呢？

馨馨

刘大夫划重点

碳水多选高纤维

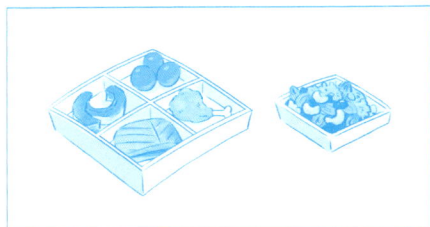

白米、白面要减少，全谷食物适度多，豆类、牛奶别小瞧，膳食纤维并不少。

蔬菜水果适量多

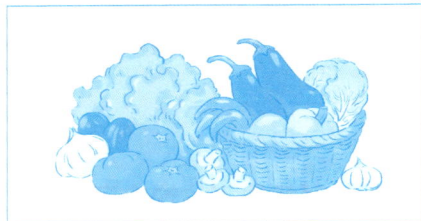

餐餐有蔬菜，每天半斤（250 克）多，深色占一半，疾病远离我；天天吃水果，半斤刚刚好，榨汁就算了。

刘大夫划重点 ✏

含糖饮料拜拜了

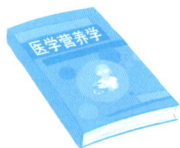

奶茶、可乐都好喝，大腹便便来了，糖尿病、高血压也来了。

健康油脂少不了

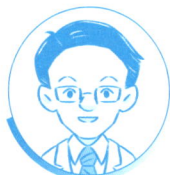

橄榄油、菜籽油、葵花籽油都不错，每天食用量最好小于 25 克，猪油看看就好了。

馨馨

也就是说，食物搭配得当可以预防糖尿病，那如果已经得了糖尿病，还有用吗？

刘大夫

对于糖尿病患者，饮食还是一种治疗方法呢，临床称为"医学营养治疗"。

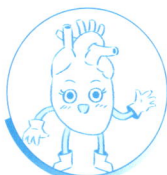

馨馨

医学营养治疗有什么用?

通过调整饮食摄入的总能量、食物搭配和每顿分配比例,有利于降低患者的血糖水平。

刘大夫

> 合理、科学、健康的营养干预一定是预防慢性病的一个必由之路。
>
> ——世界卫生组织(WHO)

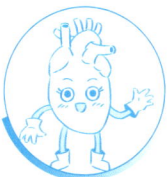

馨馨

糖尿病患者,具体该吃多少呢?

合理搭配,这个是"亿人一方",但具体吃多少,无论有没有糖尿病,都要"一人一方",需要根据血糖、血脂、身高、体重、食物偏好等进行个性化评估。

刘大夫

61

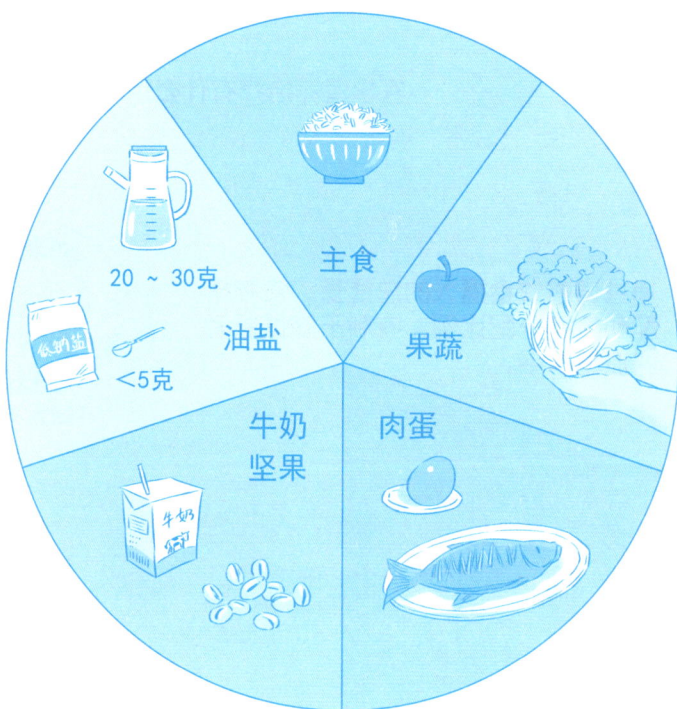

20 ~ 30克

主食

油盐

果蔬

<5克

牛奶
坚果

肉蛋

馨馨

明白啦，日常要合理搭配食物，没有糖尿病的人群可以防病，患有糖尿病的人群可以以此控制血糖。但具体到每个人该吃多少，可以请大夫来评估。

总结得非常好！

刘大夫

血糖低了怎么办？

王大妈，女，55 岁，糖尿病 5 年。傍晚，该去跳广场舞了，临走前测了血糖，3.8 mmol/L，有点儿低，但也没什么不舒服，想着跳完就吃饭了，就没采取任何措施，不成想跳着跳着却晕倒了。

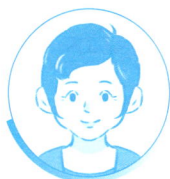

王大妈

我是因为低血糖晕倒？可我听说血糖低会感觉饿，还会心慌、手抖。下午测血糖虽然数值低点儿，但没有一点不舒服，怎么就晕倒了呢？

您说的那些症状，不是所有人都会出现，也有些患者症状轻微或者完全没有症状，称为无症状性低血糖，多见于老年人或长期频繁发生低血糖的患者。

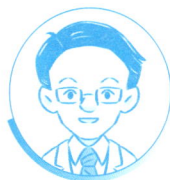

刘大夫

刘大夫划重点 ✎

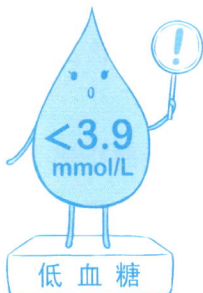

< 3.9 mmol/L

低 血 糖

一般来说，血糖低于 3.9 mmol/L（70 mg/dL），无论是否出现症状都属于低血糖，应该采取相应的升糖措施，防止诱发严重的心、脑血管事件。

王大妈

刘大夫，有时候我测的血糖值在 3.9 mmol/L 以上，但是感觉饿，偶尔还会手抖，这是低血糖吗？

不一定。我们体内的胰岛素可以把葡萄糖从血液转运到细胞，这样人体才有能量。但是，有些患者体内缺乏胰岛素，或者存在胰岛素抵抗，这时体内产能减少，即使血糖很高，也还是会感到饥饿。

刘大夫

刘大夫划重点

　　糖尿病患者若感到饥饿，或者出现紧张、出汗、头痛、视力模糊、疲乏、眩晕、脸色苍白、注意力难以集中等疑似低血糖症状时，应该及时监测血糖。

　　如果血糖低于 3.9 mmol/L，应该及时补充糖分。如果血糖正常甚至偏高，应该密切监测，查看血糖变化趋势和速度，以便及时采取措施。

刘大夫划重点

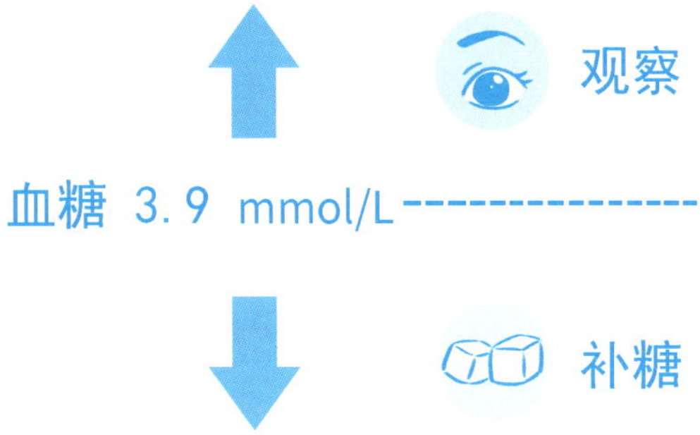

↑ 👁 观察

血糖 3.9 mmol/L -------------

↓ 🔲 补糖

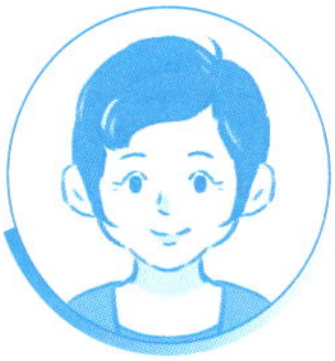

王大妈
那平时带点饼干或者巧克力吧，如果低血糖就吃点。

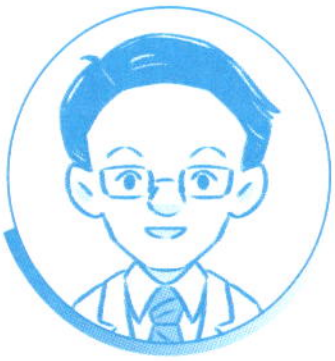

最好不要，因为它们属于复杂碳水化合物，巧克力还含有脂肪，需要经过代谢分解才能吸收，缓解低血糖的速度相对比较慢。
刘大夫

刘大夫划重点

想快速升高血糖，最好是口服葡萄糖片，如果没有，吃块糖或者喝点含糖的果汁也行。

每 15 分钟重复测一次血糖，若仍然过低，需要多次补充糖分，直到血糖水平正常且症状消失。

若患者意识不清，可以在患者嘴唇上涂抹糖水，并及时拨打 120 送院治疗。

原来低血糖有这么多讲究。谢谢刘大夫，我们舞蹈队里有不少人患糖尿病，我回去也跟她们说说去。

王大妈

血糖有点异常，该怎么办？

小芳，女，37岁，最近体检查出血糖值偏高。会不会是糖尿病呢？小芳有点儿担忧，于是来到医院咨询。不巧，看到宣传栏里糖尿病的介绍，更焦虑了。

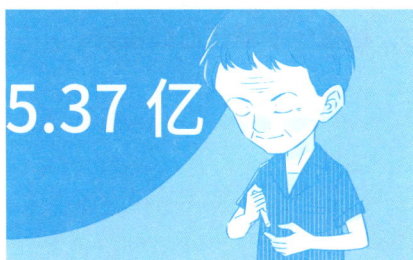

糖尿病正在失控

目前，全球有5.37亿成人糖尿病患者（年龄范围为20～79岁）。在我国，有1/10的成年人患有糖尿病，其中，约有一半尚未确诊。

五类人群，警惕糖尿病！

1. 有家族史，尤其是直系亲属。
2. 肥胖，尤其是腹型肥胖。
3. 先天存在糖代谢缺陷。
4. 高血压患者。
5. 存在运动少、压力大、常常熬夜等不良生活习惯。

小芳

刘大夫，您好！我体检发现血糖值有点异常，会不会是糖尿病啊？1/10 的成年人有糖尿病，我会不会是其中一个呢？

您先别急着下判断，诊断糖尿病需要客观的指标，先做个口服葡萄糖耐量试验 (OGTT)，检查一下糖化血红蛋白。

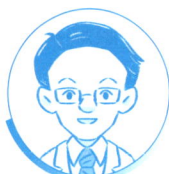

刘大夫

口服葡萄糖耐量试验 (OGTT)

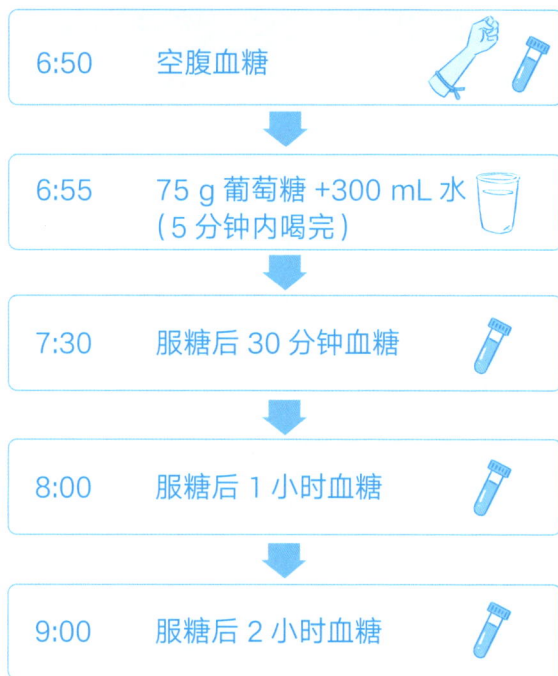

6:50	空腹血糖
6:55	75 g 葡萄糖 +300 mL 水（5 分钟内喝完）
7:30	服糖后 30 分钟血糖
8:00	服糖后 1 小时血糖
9:00	服糖后 2 小时血糖

*检查时间视具体情况而定。

姓名：小芳　年龄：37岁　性别：女　科室：门诊			
项目	结果	单位	参考值
空腹血糖	7.25 ↑	mmol/L	3.9 ~ 6.1
30分钟血糖	10.83	mmol/L	＜11.1
1小时血糖	9.36	mmol/L	＜11.1
2小时血糖	8.01 ↑	mmol/L	＜7.8
糖化血红蛋白	5.8	%	4.0 ~ 6.0

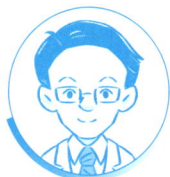

刘大夫

您的空腹血糖值高了一些，餐后两小时血糖稍微高一点，糖化血红蛋白虽然还在正常范围内，但是已经接近高限，这属于糖尿病前期。

刘大夫划重点 ✎

　　糖尿病前期，血糖水平处于正常血糖和糖尿病之间，这个阶段包括空腹血糖偏高（即空腹血糖受损）和餐后血糖偏高（即糖耐量受损）两种情况。

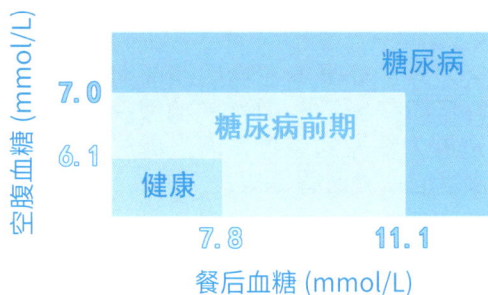

空腹血糖 (mmol/L)

糖尿病

7.0

糖尿病前期

6.1

健康

7.8　　　11.1

餐后血糖 (mmol/L)

刘大夫划重点 ✎

健康

糖尿病前期

糖尿病

全球约有 8.5 亿成年人处于糖尿病前期。在我国，每 10 位成年人中，就有 1 位患有糖尿病，4 位为糖尿病前期！

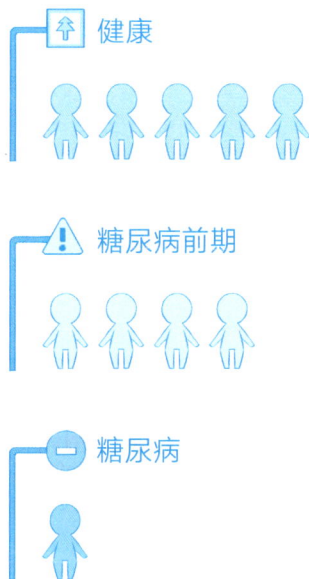

小芳

糖尿病前期会发展为糖尿病吗?

是的。研究发现，如果不在糖尿病前期进行治疗，每年约有 5% ~ 10% 的糖尿病前期患者会进展为糖尿病患者，而且糖尿病前期就会损害心、脑血管健康。

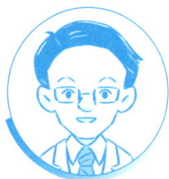

刘大夫

刘大夫划重点 ✏️

糖尿病前期的危害

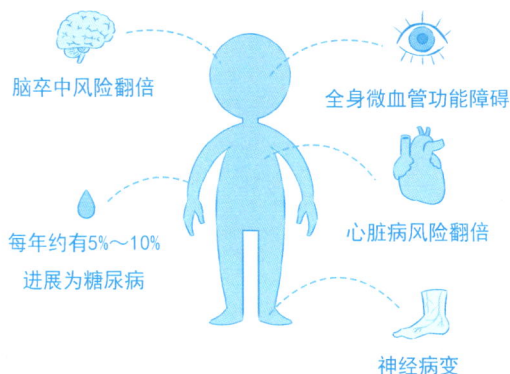

脑卒中风险翻倍

全身微血管功能障碍

每年约有5%~10% 进展为糖尿病

心脏病风险翻倍

神经病变

小芳

那该怎么办呢?

糖尿病前期可以缓解,甚至逆转。

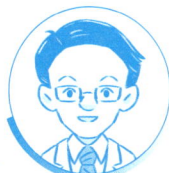

刘大夫

管理糖尿病前期 = 抓住预防糖尿病的最后机会 要缓解甚至逆转糖尿病前期,改善生活方式比药物 干预效果更好!

1 饮食注意：

挑选食物种类并控制总热量，努力做到低盐、低脂、低糖饮食。

水果、蔬菜、全谷物 ✓

加工糖食品、油炸食品、精制碳水化合物 ✗

2 增加运动：

如果体重超标，减轻 5% ~ 10% 的体重可以显著降低糖尿病发生风险。

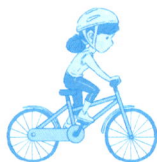

中等强度有氧运动，每周 5 次，每次 30 分钟

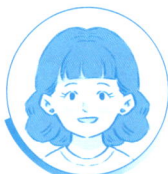

刘大夫，谢谢您！我会注意控制饮食，加强运动的！

小芳

别忘了 3 ~ 6 个月复查一次血糖。

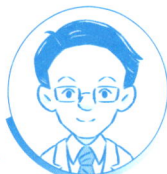

刘大夫

漫画胰岛素诞生百年

早在公元前 1550 年，印度大夫发现一些患者的尿液会吸引蚂蚁，这种病被诊断为"蜂蜜尿"。

随后的几千年里，无数患者因该病去世。大夫看到疾病的症状，却始终找不出病因。

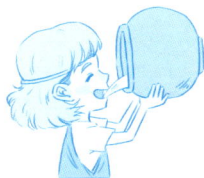

吃得多　　　喝得多　　　尿得多

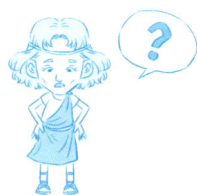

体重减少

公元 5 世纪，印度阿育吠陀大夫发现至少有两种类型的糖尿病。

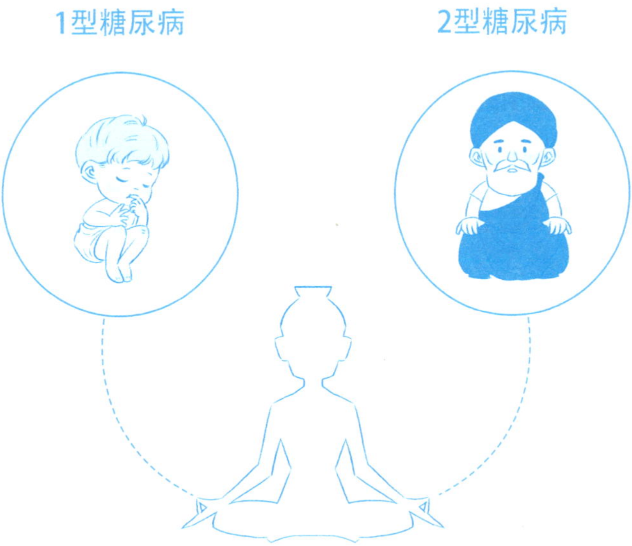

1型糖尿病　　　　　　2型糖尿病

直到 18 世纪，大夫发现，这些患者尿液中含有大量葡萄糖。该病被称为 Diabetes Mellitus，也就是糖尿病。

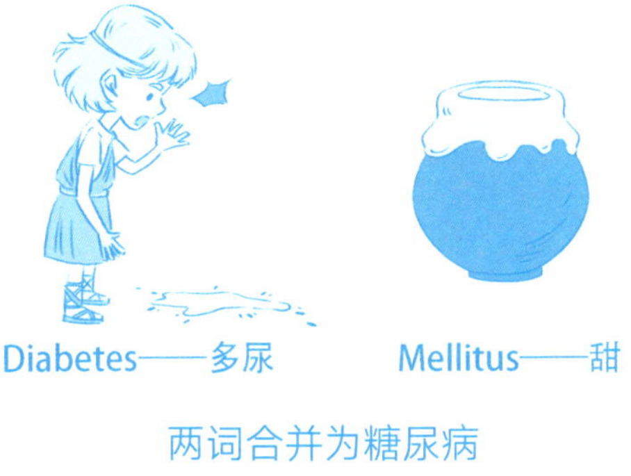

Diabetes——多尿　　　Mellitus——甜

两词合并为糖尿病

测试尿液中的糖分成为此病的诊断方法。

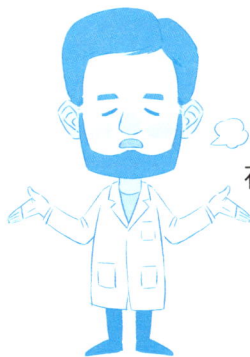

由于找不到病因，当时的糖尿病实在"无药可治"。

我不能吃，我不能吃。

既然没有药，就只能减少糖摄入。于是，糖尿病患者只能用"饥饿疗法"来延续生命。

1889 年，两位德国科学家切除狗的胰腺以观察胰腺的生理功能，意外发现这些狗出现了糖尿病。

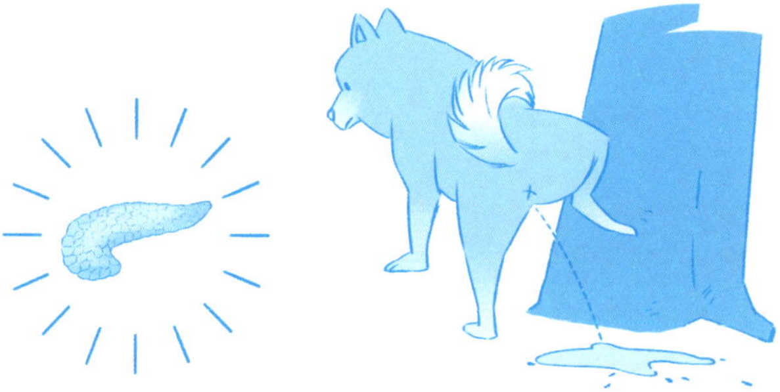

摘除了胰腺的糖尿病狗

德国病理学家保罗·朗格汉斯在显微镜下观察到"胰腺里的岛状细胞"，这种神奇的降血糖物质被命名为——胰岛素。

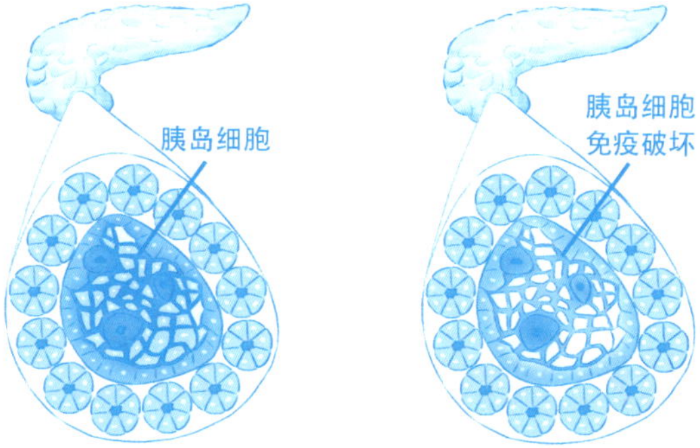

胰岛细胞

胰岛细胞免疫破坏

健康人

1 型糖尿病患者

人们终于破解了糖尿病的发病机制。

细胞

人体胰腺中具备可以降低血糖水平的胰岛素。当胰岛素缺乏，就会出现糖尿病。

葡萄糖

胰岛素

是否能从狗的胰腺中提取并纯化胰岛素，然后用这些纯化的胰岛素来治疗糖尿病？

1920 年，加拿大外科大夫弗雷德里克·班廷偶然浏览到胰岛细胞与糖尿病关系的文章，突发奇想：

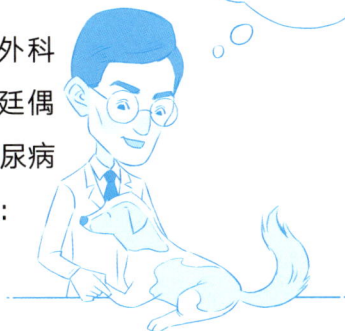

班廷与 3 位工作伙伴不断尝试，历经多次失败，终于在 1921 年 8 月，成功地提取并纯化胰岛素。

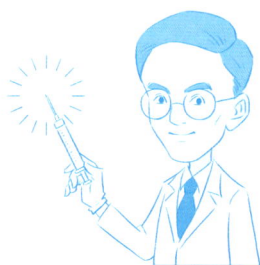

1922 年 1 月，班廷使用纯化的胰岛素第一次成功地治疗了一位 14 岁的 1 型糖尿病患者。此后，又治疗了许多其他糖尿病患者，挽救了他们的生命。

1922年12月15日
治疗前体重15磅
（约为6.8千克）

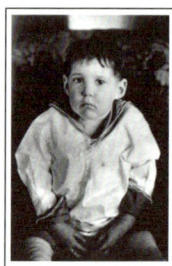

1923年2月13日
治疗后体重29磅
（约为13.15千克）

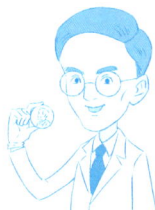

弗雷德里克·班廷

由于班廷在胰岛素发现中的贡献突出，他被称为"胰岛素之父"，并在 1923 年被授予诺贝尔生理学或医学奖。

第一代胰岛素

从猪或牛的胰腺中提取的动物胰岛素，与人胰岛素在分子结构上存在差别，且含有各种杂质，不良反应较多。

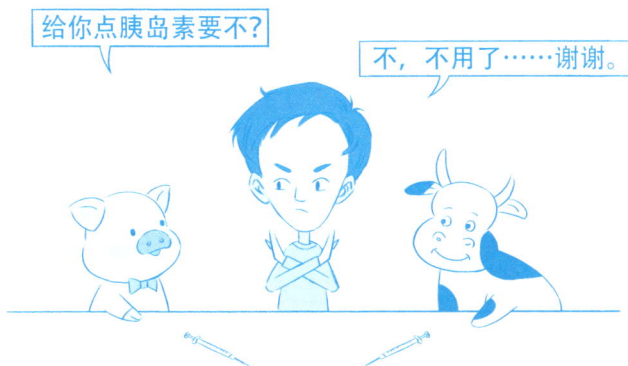

1965 年，我国在世界上第一次采用化学方法人工合成结晶胰岛素。这项成果推动了胰岛素作用原理和胰岛素晶体结构的研究进程。

第二代胰岛素

20世纪80年代，研究人员采用重组 DNA技术生产的重组人胰岛素开始用于临床，逐步替代了动物胰岛素。

第三代胰岛素

1996年，人胰岛素类似物诞生。研究人员通过基因工程技术对胰岛素结构进行修饰或改变其理化性质，使其更符合人类生理需要。

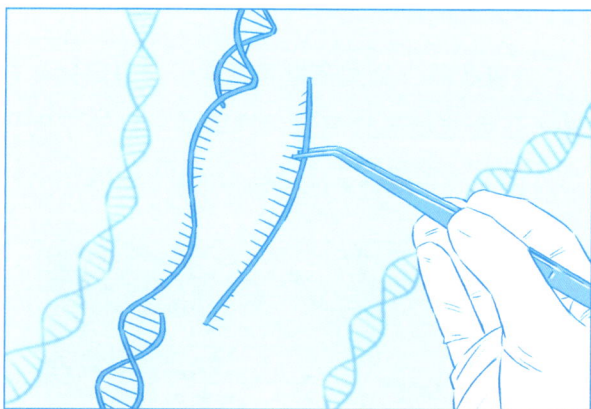

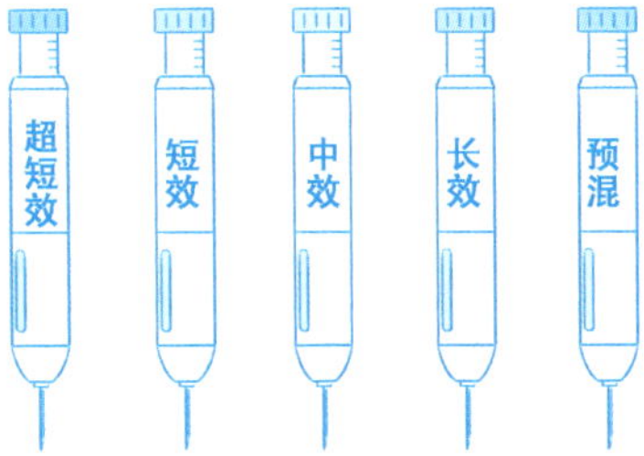

新型胰岛素不断涌现，根据作用时长分为超短效胰岛素、短效胰岛素、中效胰岛素、长效胰岛素及预混胰岛素五类，适用于各类糖尿病人群。

超短效　短效　中效　长效　预混

如今，不止胰岛素类型在改进，胰岛素给药途径也在不断多元化，可以更方便和精确地进行糖尿病治疗。

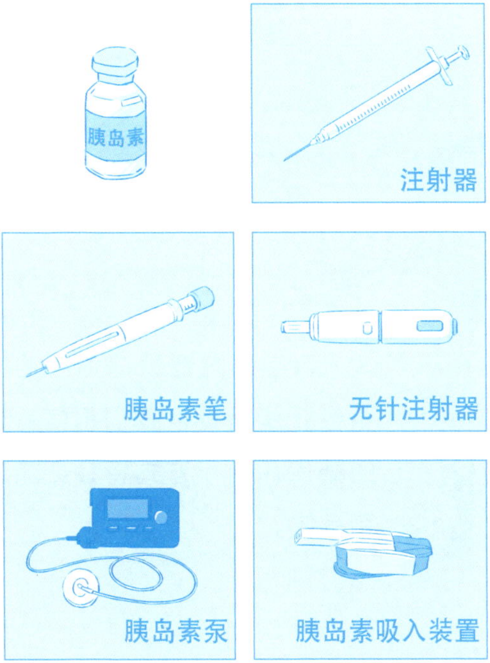

胰岛素

注射器

胰岛素笔

无针注射器

胰岛素泵

胰岛素吸入装置

目前，胰岛素虽然无法治愈糖尿病，但胰岛素对 1 型糖尿病患者无疑是救命药，一些 2 型糖尿病患者也需要使用胰岛素治疗。

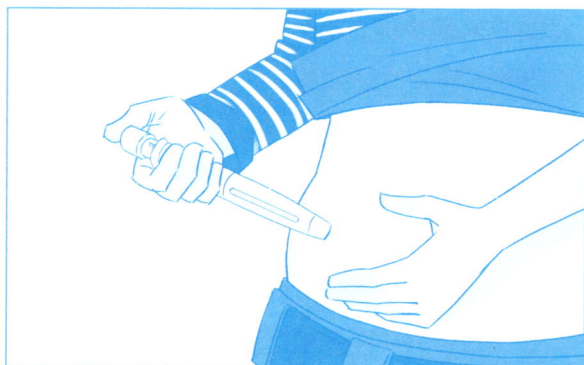

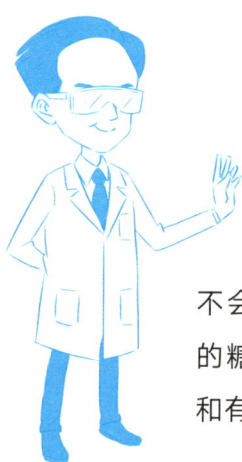

科学家对糖尿病治疗的探索不会止步于此。我们相信，未来的糖尿病治疗方式将会更加便捷和有效。

糖尿病患者应该这样护眼

杨老师，男，55 岁，患 2 型糖尿病 6 年。以前视力很好，但最近看东西越来越模糊，甚至连迎面走来的人都看不清楚，所以来到医院看看到底怎么回事。

刘大夫

杨老师，根据眼底检查结果显示，您视力减退，而且有时候还有黑色影子，是因为出现了糖尿病视网膜病变。

杨老师

刘大夫，这个眼底检查是怎么看出来眼睛病变的呢？

刘大夫划重点 ✎

眼底检查可以观察视网膜。视网膜就像照相机的感光底片，负责感光成像，我们靠视网膜才能看见东西。

视网膜动静脉
视乳头
黄斑

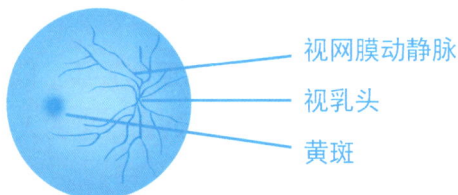

正常视网膜：呈橘红色，明亮而具有光泽。

视网膜出血
新生血管
黄斑水肿

糖尿病视网膜病变：黄斑水肿、视网膜内出血、有新生血管形成等。

刘大夫划重点

糖尿病视网膜病变过程

1.血糖水平较高

2.视网膜微血管堵塞

刘大夫划重点 ✏️

3. 视网膜新生血管出血

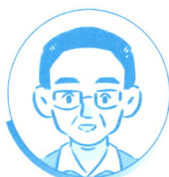

4. 视力严重下降

杨老师

刘大夫，这么发展下去我会不会失明啊?

刘大夫

有可能。目前，糖尿病视网膜病变是成人失明的主要原因。

杨老师

那还能治吗?

当然。目前您的病情不算太严重，药物治疗就行。血糖必须控制住，血压、血脂也要保持在理想范围内，否则病情恶化，可能需要手术治疗。

刘大夫

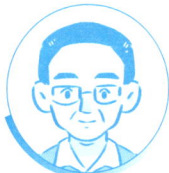

杨老师

为什么连血压和血脂都要一起控制呢？

因为糖尿病常常合并高血压和高脂血症，这两种疾病会使糖尿病视网膜病变雪上加霜，导致视力减退，甚至失明。

刘大夫

杨老师

生活上有什么需要注意的吗？

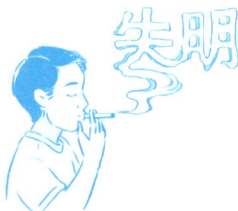

您得赶紧把烟戒了，并且注意饮食，勤锻炼，减减肥，还要记得定期来医院检查眼底。

刘大夫

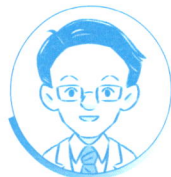

刘大夫划重点

糖尿病患者可以采取
以下 4 项措施来保护眼睛：

1. 血糖、血压、
   血脂要兼顾

2. 减轻体重

3. 远离烟草

4. 定期进行
   眼底检查

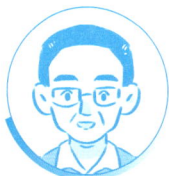

杨老师

刘大夫，糖尿病视网膜病变早期会有什么症状呢？

刘大夫

有些患者会出现视觉的症状，但有些患者没有症状，建议糖尿病患者每年进行一次眼底检查。

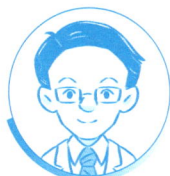

1 型糖尿病：诊断后 5 年内进行眼底检查。

2 型糖尿病：诊断后就要进行眼底检查。

糖尿病视网膜病变：根据病变程度不同，最短需每月随访 1 次，最长则需每 6～12 个月复查 1 次。

刘大夫划重点 ✏

糖尿病视网膜病变常见症状：

眼前有发黑的物体漂浮　　视物不清

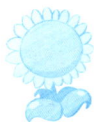

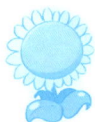

视物有闪光感　　视力减退

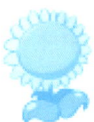

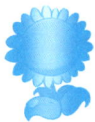

视野范围缩小　　看东西出现重影

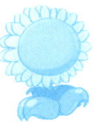

刘大夫划重点✎

　　糖尿病视网膜病变是导致成人失明的主要病因。

　　把血糖、血压、血脂、体重控制在目标范围，戒烟戒酒，可以降低糖尿病视网膜病变的发生风险。

　　糖尿病患者应该定期进行眼底筛查，若出现视力减退，应尽快到眼科就诊。

糖尿病可能引起截肢？真的！

老黄，今年52岁，糖尿病5年了，身材肥胖，经常参加饭局。上周剪脚趾甲时不小心剪破皮，过去了一周却迟迟不见伤口好转，于是到门诊咨询。

老黄

> 刘大夫，您看这脚怎么回事儿？剪趾甲不小心剪破口了，一周都没好，看着伤口更大了。

> 您这很可能是糖尿病并发症——糖尿病足，先做个影像学检查明确诊断吧。

刘大夫

刘大夫划重点 ✎

糖尿病足，是糖尿病最严重的并发症之一。

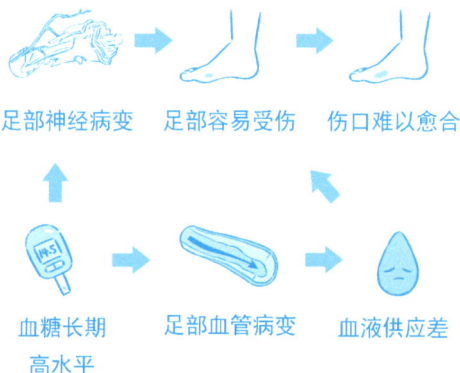

足部神经病变 → 足部容易受伤 → 伤口难以愈合

血糖长期高水平 → 足部血管病变 → 血液供应差

刘大夫划重点 ✏

我国50岁以上的糖尿病患者中，每12位就有1例糖尿病足。

刘大夫划重点 ✏

全球每20秒就有1例糖尿病患者截肢。

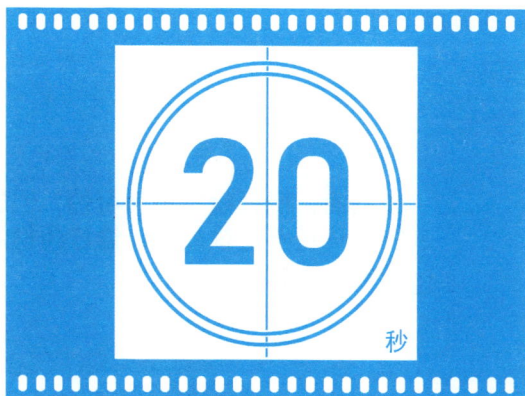

20
秒

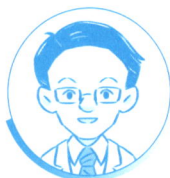

刘大夫

您的造影结果显示下肢存在动脉狭窄。再加上其他检查结果，可以确诊糖尿病足。

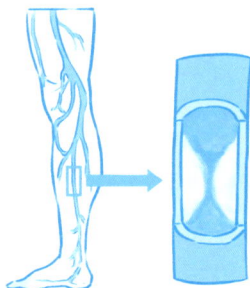

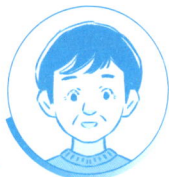

这是因为我没有好好控制血糖，所以造成糖尿病足？

老黄

是的。血糖水平过高是导致糖尿病足的重要因素。

刘大夫

刘大夫，那我的脚要是老好不了，不会要截肢了吧？

老黄

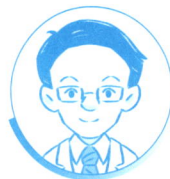

先别慌，糖尿病足虽然可怕，但您脚上的溃疡还不是很严重，通过药物治疗应该可以控制。

刘大夫

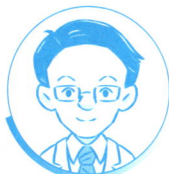

老黄

那太好了！

那您要好好控制血糖，还要注意保护双脚。

刘大夫

刘大夫划重点✏️

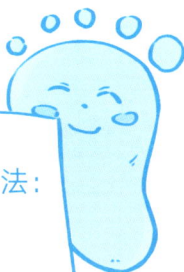

糖尿病患者的护脚 5 法：

1. 血糖要控制好。

2. 鞋袜要更舒适。

3. 每天做"足"检查。

4. 洗脚时注意水温。

5. 剪趾甲要注意。

刘大夫划重点

病程短、无并发症的患者
糖化血红蛋白 <6.5%。

大多数成年患者
糖化血红蛋白 <7%。

合并慢性疾病的老年患者
糖化血红蛋白 <8%。

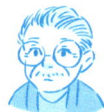

1. 血糖要控制好

圆头厚底、系鞋带、
面料柔软、透气性
好的鞋子。

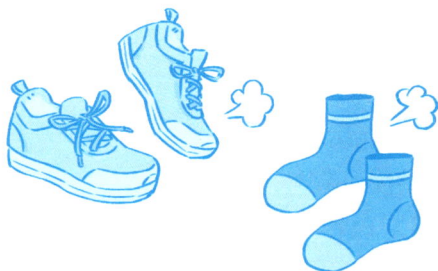

柔软、透气的棉袜。

2. 鞋袜要更舒适

刘大夫划重点 ✏️

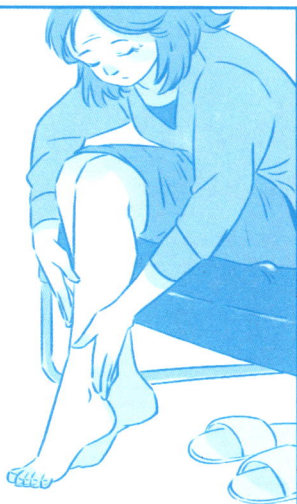

观察足部皮肤
颜色、温度、
触觉是否正常。

3. 每天做"足"检查

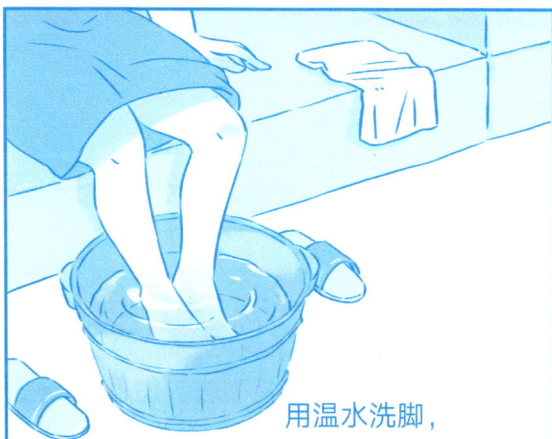

用温水洗脚，
水温不超过 37℃。

4. 洗脚时注意水温

刘大夫划重点✎

> 定期修剪，水平剪齐，剪完磨平。
> 老茧需要专业医护人员处理。

✓

✗ 太圆

✓

✗ 太深

5. 剪趾甲要注意

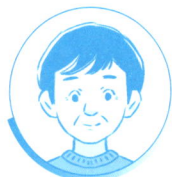

老黄

刘大夫，我回家后按照您的建议服药、护脚1个月，现在好多了！

伤口愈合得不错，一定要坚持下去，血糖控制好，并发症自然少。

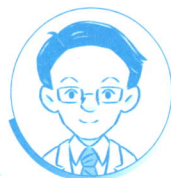

刘大夫

第三章
"漫"聊血脂

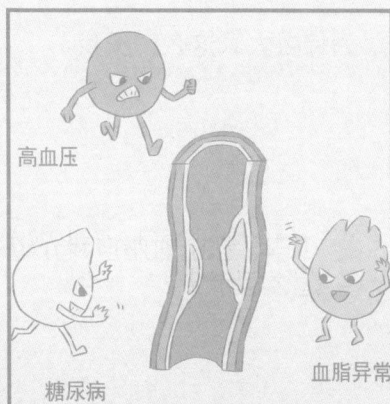

高血压

糖尿病

血脂异常

瘦人为什么也得高脂血症？

　　小李，男，38 岁，体型偏瘦，最近体检查出有高脂血症。由于平时对饮食比较注意，身材保持也比较好，小李很难想象自己竟然会血脂偏高。这到底是怎么回事？

小李

刘大夫，我这么瘦为什么血脂会高呢？

刘大夫，为什么大家这么讨厌我？

血脂

刘大夫

小李，您听血脂自我介绍一下就明白是怎么回事了。

我吗？我就是血液里的脂肪，包括甘油三酯和胆固醇，所以叫做血脂。

血脂

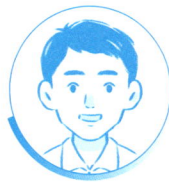

小李

你看我这么瘦，哪里像脂肪高的样子啊？

您听我说呀！每个人都需要脂肪，瘦人也不例外！特别是胆固醇，人体合成胆汁酸、形成细胞膜、合成激素都需要它。

血脂

小李

这么说，血脂难道是好东西？

人有好坏之分，血脂也一样。不能只看到血脂太高的时候对身体的影响，而忘记血脂也是人体的重要组成呀！

血脂

小李

你说得也对。不过为什么血脂会过高呢？

大部分血脂都是人体肝脏合成产生的，占所有血脂的 70%，剩下 30% 是由食物代谢转化的。

血脂

血脂来源

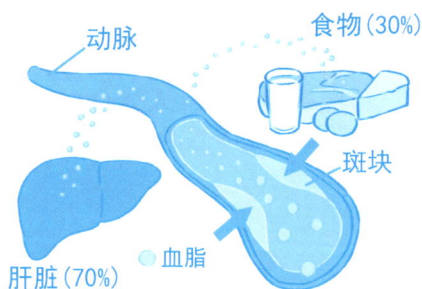

动脉　　　　　食物（30%）

斑块

肝脏（70%）　　血脂

这样啊。那饮食也会影响到血脂？

小李

是的。我们特别喜欢可乐、冰淇淋、炸鸡、烤串这种高脂、高糖的高热量饮食。

血脂

天啊！这些我确实经常吃，那还有什么因素会导致血脂高呢？

小李

血脂

遗传因素也会导致血脂高。如果直系亲属中有高脂血症患者，那么您患病的风险也比较高。

除了饮食和遗传因素，还有某些药物或疾病也会导致高脂血症，比如利尿剂、激素，或糖尿病、肾脏疾病、肝脏疾病等。另外，吸烟、喝酒，也会使肝脏合成更多血脂。

刘大夫划重点✐

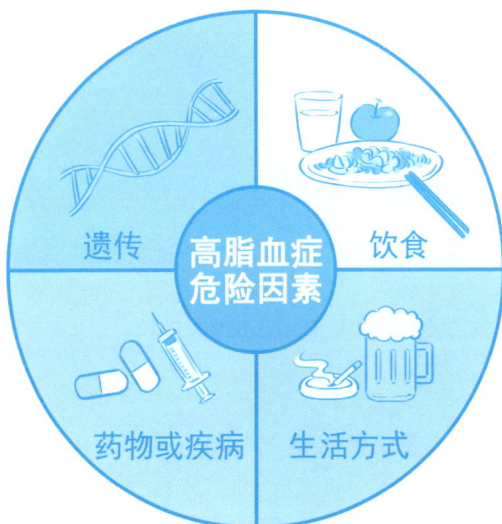

高脂血症危险因素

遗传　饮食　药物或疾病　生活方式

小李

原来血脂升高有这么多原因，跟胖瘦没有绝对的关系。

刘大夫

没错！现在临床建议高脂血症风险人群要定期查血脂。我国约有 3/4 的患者不知道自己患有高脂血症。

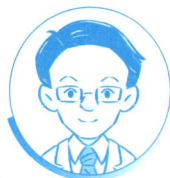

刘大夫划重点 ✏

应该定期检查血脂的重点人群：

有心脑血管疾病史 **!**

高血压、糖尿病患者，或有肥胖、吸烟等其他心脑血管疾病危险因素 **!**

有早发性心血管疾病家族史
（一般指男性一级直系亲属在55岁前或女性在65岁前患缺血性心血管疾病）
或有家族性高脂血症者 **!**

眼睑或其他部位皮肤出现黄色瘤 **!**

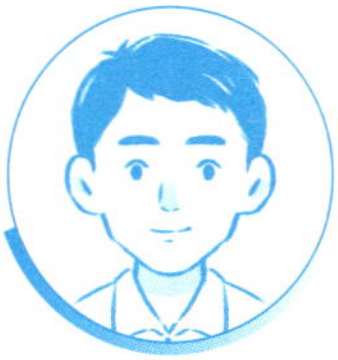

小李

谢谢你，我会好好注意，控制好血脂。

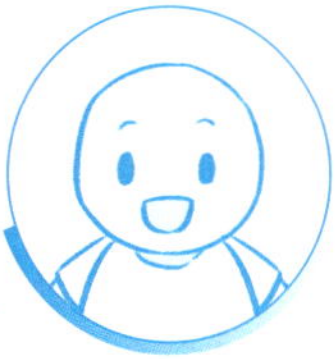

我也希望您健健康康的，我要跟您和睦相处。

血脂

甘油三酯，你真的了解吗？

医院检验报告单					
姓名：XX	性别：男			年龄：67 岁	
中文名称	英文名称	结果	单位	参考范围	提示
总胆固醇	TC	5.46	mmol/L	2.86 ~ 5.2	↑
甘油三酯	TG	1.96	mmol/L	0.48 ~ 1.88	↑
高密度脂蛋白胆固醇	HDL-C	1.26	mmol/L	0.91 ~ 1.89	
低密度脂蛋白胆固醇	LDL-C	2.59	mmol/L	0 ~ 3.36	

刘大夫划重点 ✎

虽然甘油三酯和胆固醇都属于脂类，但其实是两种完全不同的脂类。

甘油三酯 *VS.* 胆固醇来源

甘油三酯

胆固醇

饮食中的甘油三酯主要来自植物油脂和肉类等。

饮食中的胆固醇主要来自动物内脏、蛋黄、鱿鱼和动物油脂等。

甘油三酯 *VS.* 胆固醇结构

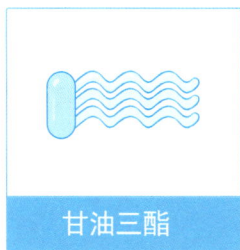

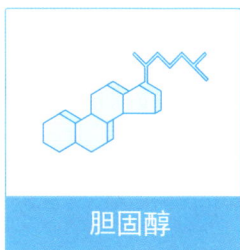

甘油三酯

胆固醇

甘油三酯是甘油和 3 个长链脂肪酸所形成的，而胆固醇是由碳环连接而成。

甘油三酯 *VS.* 胆固醇功能

甘油三酯

为人体供给与储存能源，还可固定和保护内脏。

胆固醇

不仅参与形成人体细胞的细胞膜，还是合成胆汁酸、维生素 D，以及类固醇激素的原料。

甘油三酯 *VS.* 胆固醇与疾病关系

> 我与心血管疾病的关系更密切哦！

胆固醇

两项指标升高都会增加心血管病风险，但胆固醇与心血管病的关系更密切，特别是其中的低密度脂蛋白胆固醇（LDL-C），是形成动脉粥样斑块的"元凶"。

甘油三酯 *VS.* 胆固醇治疗药物

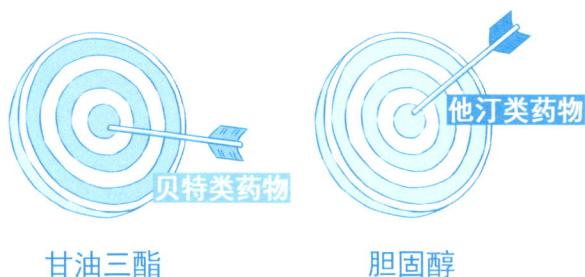

他汀类药物

贝特类药物

甘油三酯　　　　　胆固醇

甘油三酯
为什么会升高?

1 外源性甘油三酯摄入过多
饮食摄入过多脂肪

2 内源性甘油三酯合成增多
肥胖、缺乏运动、饮酒、
胰岛素抵抗等

3 遗传因素
家族性高甘油三酯血症

刘大夫划重点

改善生活方式是高甘油三酯血症的主要治疗手段。

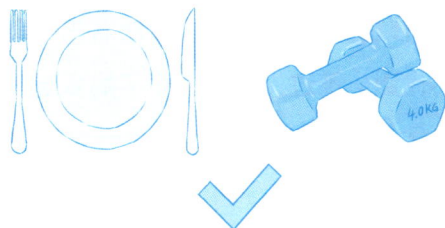

少吃高脂和高糖食物

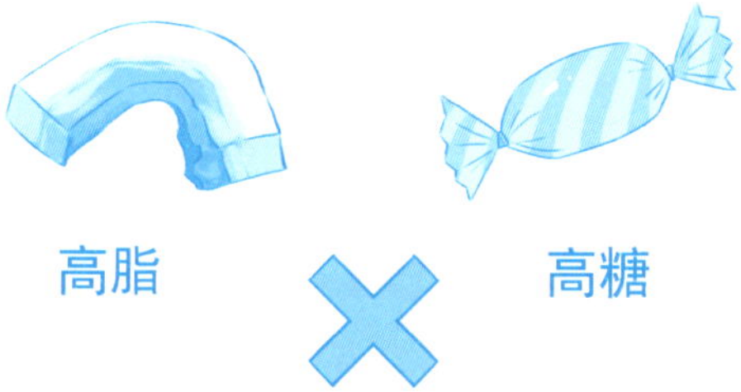

高脂   ✖   高糖

✖ 猪油、黄油。

✖ 肥肉、鸡皮、动物内脏、油炸食品。

✖ 点心、甜食等。

多吃果蔬和杂粮

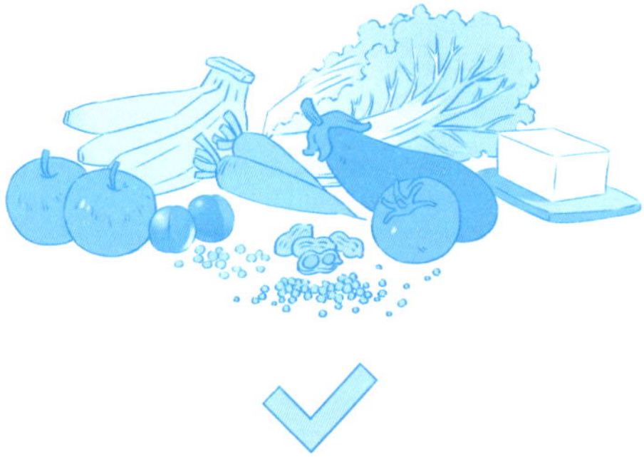

✔

    多吃富含维生素的果蔬和富含纤维素的五谷杂粮，可以促进肠胃蠕动，有助消化，利于甘油三酯的代谢。不过，精细主食不能多吃，比如大米、面食，摄入太多主食，也会升高甘油三酯。

饭吃七分饱

七分饱

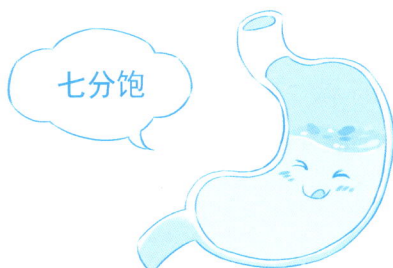

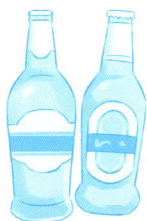

少喝酒或不喝酒

酒精可影响肝脏代谢，需要服药的患者应避免喝酒；如果没有服药，喝酒也不能过量。

多去运动减减重

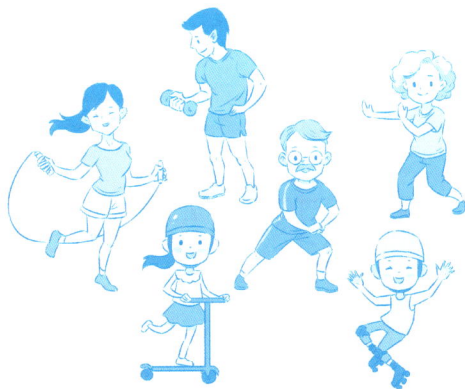

运动可消耗多余的能量，有利于减轻体重。

阿托伐他汀钙片，又降脂又补钙？

阿托伐他汀钙片是一种常用的降脂药。但是，看名字，好像也是钙片？它真的能补钙吗？

朱女士

刘大夫，您为啥要给我开钙片呢？我家里就有钙片的。

刘大夫

您这是望文生义了，这个阿托伐他汀钙片，是降脂药，不是补钙的。

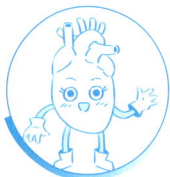

馨馨

阿托伐他汀钙片中虽然含有钙，但不能补钙！

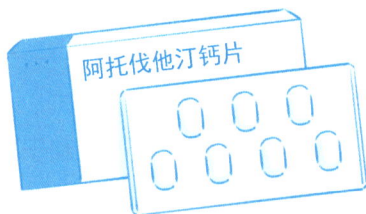

阿托伐他汀钙片

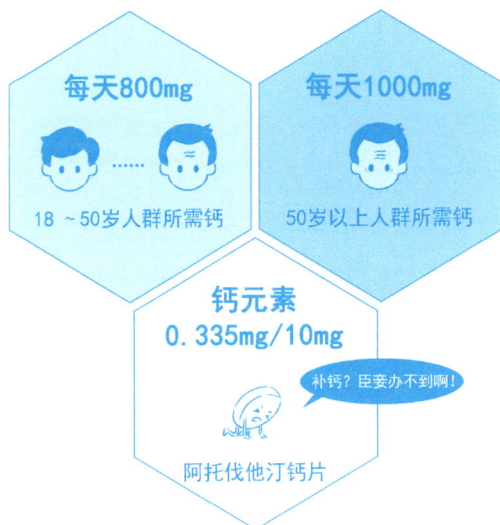

每天800mg
18～50岁人群所需钙

每天1000mg
50岁以上人群所需钙

钙元素
0.335mg/10mg

补钙？臣妾办不到啊！

阿托伐他汀钙片

馨馨
看！阿托伐他汀钙片中的钙和成年人每天所需要的钙相比，就是杯水车薪。

朱女士
不能补钙，为啥叫钙片呢？

馨馨
阿托伐他汀钙里的钙，其实是作为一种稳定剂加入的，加入钙才能让阿托伐他汀作为药物使用。

而"片"，是指片剂，和胶囊、颗粒一样，都是药物剂型。

片剂长这样子

胶囊就是我啦

片剂 胶囊

丸剂 颗粒

颗粒溶于水，
隐藏于无形

丸剂，
我是丸剂

馨馨

阿托伐他汀钙片是一种降脂药，既能调节血脂，又能稳定动脉粥样硬化斑块，这个药名是连起来一起看的，不能单看"钙片"二字。

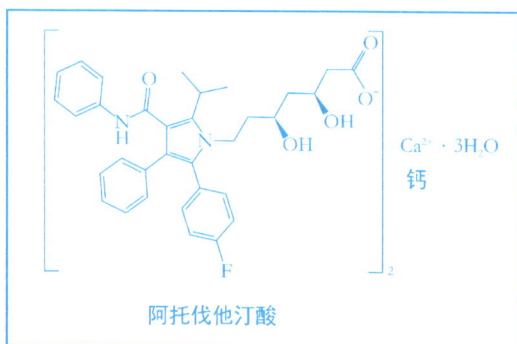

阿托伐他汀酸

阿托伐他汀钙片

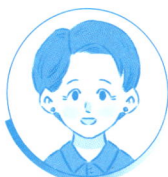

朱女士

原来阿托伐他汀钙片是降脂药，"钙"含量很低，没有补钙作用。所以，钙片还得照常吃，对吧？

没错！其实，很多降脂药都加了钙，比如瑞舒伐他汀钙片，也没有补钙作用。

馨馨

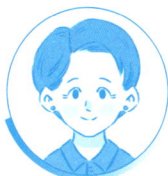

朱女士

刘大夫给我开的阿托伐他汀钙片，服药时间有讲究吗？

阿托伐他汀钙片为长效制剂，作用时间长，食物对它没影响。所以，阿托伐他汀钙片在一天中的任何时间都可以服用。

馨馨

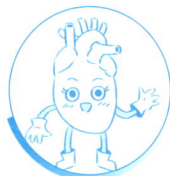

不同他汀类降脂药
的服用时间不一样

阿托伐他汀 瑞舒伐他汀	半衰期比较长， 可以抑制24小时胆固醇合成	一天内的任何时间 服用都可以
辛伐他汀 普伐他汀 氟伐他汀	半衰期比较短， 主要抑制凌晨0:00～3:00 胆固醇合成	睡前服用
匹伐他汀	晚饭后服用	
洛伐他汀	晚饭后半小时内服用	

113

朱女士

吃降脂药，还有啥要注意的吗？

馨馨

有以下 3 点要注意！

01

西柚不能随便吃

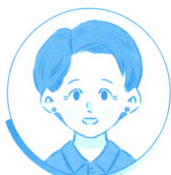

　　西柚、葡萄柚或柚汁，以及橙子、蜜柑等柑橘类水果中含有呋喃香豆素类物质，可影响他汀类降脂药物的代谢，因此，服药期间不可大量进食这类水果。

02

药物不可随便用

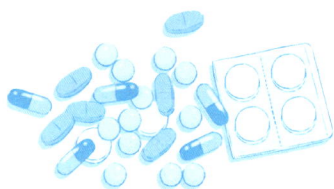

　　他汀类药物可与多种药物产生相互作用，如需增加其他药物，建议咨询大夫。

03

调整药物需要间隔4周

日	一	二	三	四	五	六
	1	2	3	4	5	6
7	8	9	10	11	12	13
14	15	16	17	18	19	20
21	22	23	24	25	26	27
28	29	30	31			

他汀类药物至少需要连续服用4周才能达到最大降脂效果。因此，调整药物应至少间隔4周。

刘大夫划重点 ✎

阿托伐他汀钙片，
能降脂，不能补钙

- 阿托伐他汀钙片是一种降脂药，钙离子在结构中起稳定作用。

- 阿托伐他汀钙片中钙含量极低，达不到补钙作用。如果饮食中钙摄入不足，需额外补充钙剂。

- 服用他汀类降脂药，要注意推荐服药时间、饮食影响等因素；如需调整药物，应在大夫的指导下进行。

降脂治疗这些误区，你中招了吗？

郑大爷，66 岁，血脂高，正在服用降脂药，但对降脂药的正确服用方法有很多误区，我们一起来看看吧。

> **误区一**
> 血脂达标后减少他汀类降脂药用量

郑大爷

血脂不算很高，也没有不舒服，饮食也很清淡，降脂药吃一半剂量就够了吧？

刘大夫划重点

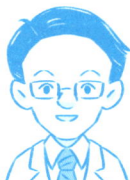

刘大夫

- 如果是单纯降血脂，血脂达标后可考虑减量。
- 如果是为了预防血栓，服用足够的药物剂量才能起到保护血管的作用，故不建议减量。
- 但如果想要血脂持续达标，大多数患者需要坚持长期用药。

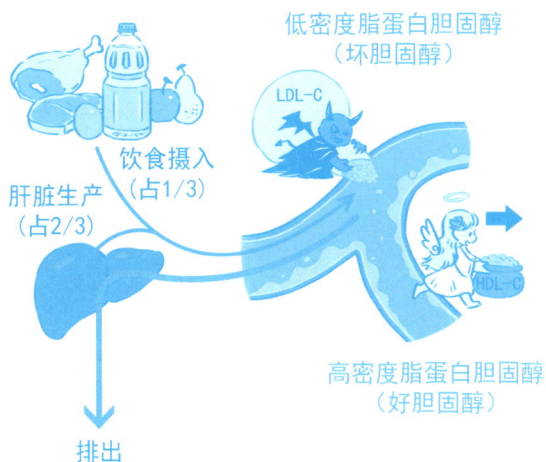

低密度脂蛋白胆固醇
（坏胆固醇）

LDL-C

饮食摄入
（占1/3）

肝脏生产
（占2/3）

HDL-C

高密度脂蛋白胆固醇
（好胆固醇）

排出

馨馨

血液中 2/3 的胆固醇是由肝脏合成的，1/3 的胆固醇是来自于食物。意思是即使不吃脂肪，胆固醇最多也只能降低 1/3？

是的，但很多患者需要降低一半以上的胆固醇。另外，不摄入脂肪也不现实，因此患者需要长期服用降脂药物。

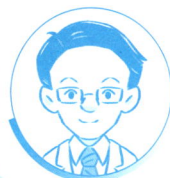

刘大夫

误区二

血脂指标正常就停药

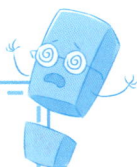

117

医院检验报告单

姓名：XX　　　　　性别：男　　　　　年龄：67 岁

中文名称	英文名称	结果	单位	参考范围	提示
总胆固醇	TC	3.32	mmol/L	2.86 ~ 5.2	
甘油三酯	TG	1.21	mmol/L	0.48 ~ 1.88	
高密度脂蛋白	HDL-C	1.26	mmol/L	0.91 ~ 1.89	
低密度脂蛋白	LDL-C	2.59	mmol/L	0 ~ 3.36	

郑大爷

血脂指标都正常，是不是就可以停服他汀类降脂药了呢?

刘大夫划重点

馨馨

血脂控制目标因人而异，心血管疾病发生风险越高，血脂控制目标越严格。目的是保护心血管，降低心血管疾病及死亡的发生风险。

刘大夫

所以，冠心病、脑卒中或下肢动脉疾病等患者，不论血脂高不高，都要长期服用他汀类降脂药物，不能只看化验单上的箭头。

刘大夫划重点

血脂异常 无心血管疾病	无血脂异常 冠心病
LDL-C目标<2.6 mmol/L	LDL-C目标<1.8 mmol/L

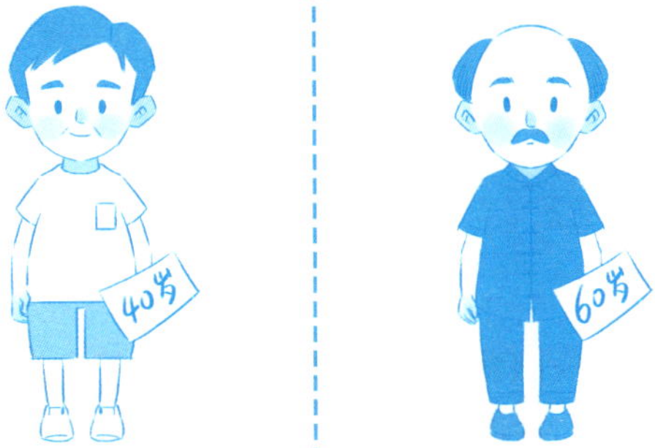

40岁

60岁

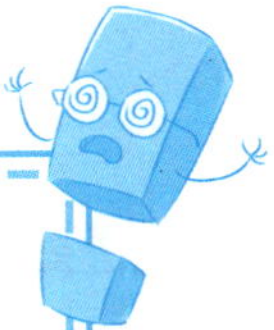

误区三
只要吃着他汀类降脂药，
饮食就不用太忌口

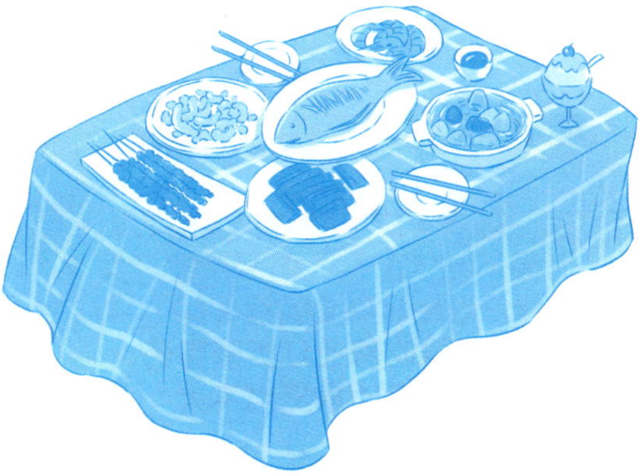

郑大爷

民以食为天，不能亏待自己的胃，反正我都按时吃着降脂药呢！

刘大夫划重点

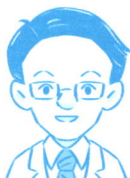

刘大夫

饮食调控是调节血脂的基本措施，无论是否服用降脂药物治疗，都应该坚持控制饮食和改善生活方式。

我国居民膳食指南说脂类食物是非常优质的能量来源呢！不过，吃什么都要有度，一边吃着降脂药，一边大鱼大肉，这疗效肯定不好啊！

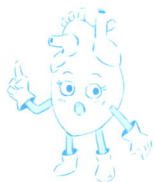

馨馨

误区四
只要吃着他汀类降脂药，
运动意义也不大

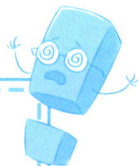

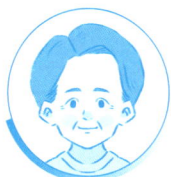

郑大爷

只要我坚持吃他汀类降脂药，运不运动也没有多大影响！

刘大夫划重点

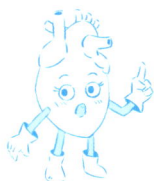

馨馨

缺乏运动容易导致肥胖，过多的热量会转化为脂肪，造成血脂升高。

没错，加强运动是有效防治血脂异常的措施。少坐多动不仅可以控制血脂水平，还能显著降低心血管疾病的发生风险。

刘大夫

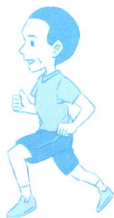

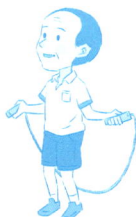

有氧耐力运动，

每周 5 次，

每次不少于 30 分钟。

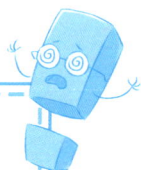

误区五

害怕他汀类降脂药不良反应而停药

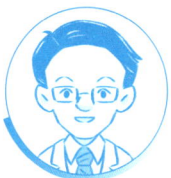

郑大爷

听朋友说他汀类降脂药不良反应很大，不敢吃了。

其实服用他汀类降脂药出现的不良反应，大部分属于"反安慰剂效应"，也就是怕什么来什么。

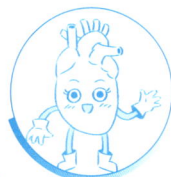

馨馨

确实是这样。研究发现，服用他汀类降脂药出现较大不良反应的患者只占患者总数的 7%，大部分患者很安全。

刘大夫

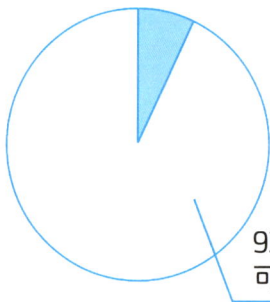

93% 的患者
可以安全服用他汀类降脂药

刘大夫划重点 ✎

反安慰剂效应：如果您认为服用这种药物很容易出现不良反应，那么就很可能会出现不良反应。

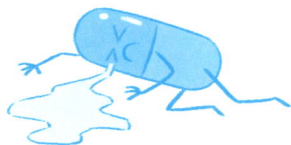

患者应该按照医嘱服药，如果出现不适，也应该由大夫进行评估并决定是否继续用药。

刘大夫

误区六

只管血脂，不管血压、血糖

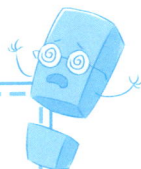

血脂危害大，先吃降脂药。高血压、高血糖没症状，不管也不要紧。

郑大爷

刘大夫划重点 ✏️

刘大夫

高血压、高血糖、高血脂都是导致动脉粥样硬化发生的危险因素。如果多重因素都控制不佳，心脑血管疾病的发生风险会显著升高。

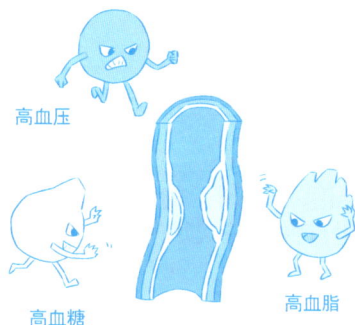

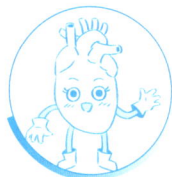

高血压

高血糖

高血脂

馨馨

所以，如果血压和血糖控制不佳，也会影响血脂控制。

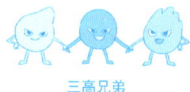

三高兄弟

没错。控制血脂，离不开对血压和血糖的管理。

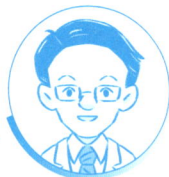

刘大夫

误区七

不愿意加药联合降脂

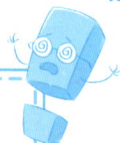

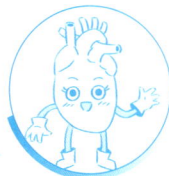

郑大爷
只吃一种药更方便，能加量就不用加药了。

刘大夫，我也想知道，血脂降不下来为什么不能加大他汀类降脂药剂量呢？

馨馨

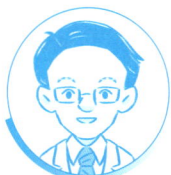

刘大夫
这是因为他汀类降脂药存在"6 法则"。

刘大夫划重点 ✏️

他汀类降脂药的"6 法则"

　　他汀类降脂药药物的剂量每增加一倍，胆固醇的下降幅度仅增加 6% 左右。

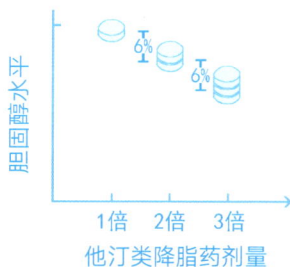

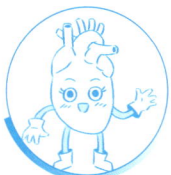

馨馨
为什么会出现他汀类降脂药"6 法则"的现象呢？

血液中胆固醇水平受很多因素影响，比如体内合成、吸收和降解，这些过程相互依赖、相互影响。

刘大夫

服用他汀类降脂药，可以减少胆固醇合成，但是人体为了达到平衡，也会增加对胆固醇的吸收，从而抵消一部分他汀类降脂药作用。

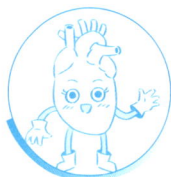

合成　降解

胆固醇

怪不得他汀类降脂药剂量加倍，效果却没有加倍。所以要加入不同类型的药物，从不同的途径降低胆固醇。

馨馨

没错，好比拳击比赛时，用一种拳法没有效果，用组合拳威力就加大了。

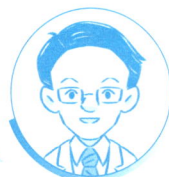

刘大夫

那通常怎么联合用药降脂呢？

馨馨

联合用药降脂一般以他汀类药物为基础，加入其他不同作用机制的降脂药物，比如胆固醇吸收抑制剂、PCSK9 抑制剂等。

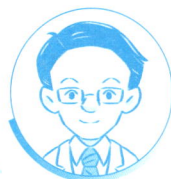

*PCSK9 即前蛋白转化酶枯草溶菌素 9

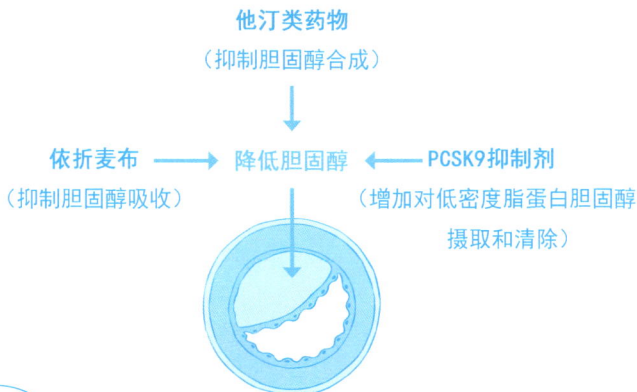

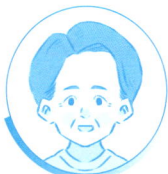

刘大夫

他汀类药物

（抑制胆固醇合成）

依折麦布 ——→ 降低胆固醇 ←—— PCSK9抑制剂

（抑制胆固醇吸收）　　　　　　　　（增加对低密度脂蛋白胆固醇

摄取和清除）

郑大爷

用两种降脂药，会不会增加不良反应呢?

您大可放心。研究发现，上述联合用药降脂方案比只加量他汀类降脂药效果更好，还能降低心脑血管事件发生风险，并且不增加不良反应，安全性良好。

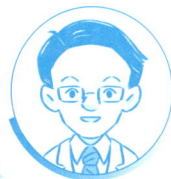

刘大夫

这样我就放心了! 感谢刘大夫和馨馨!

郑大爷

第四章
"漫"讲冠心病

深扒冠心病的"老黄历"

您了解冠心病吗？随着生活条件越来越好，冠心病患者也越来越多，所以冠心病是现代病吗？别着急，我们接着往下看。

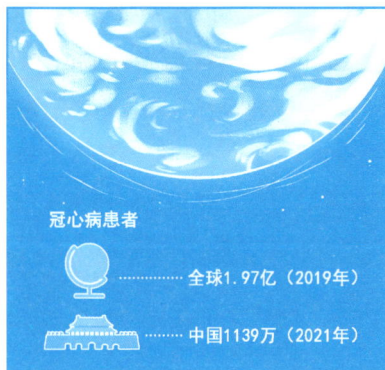

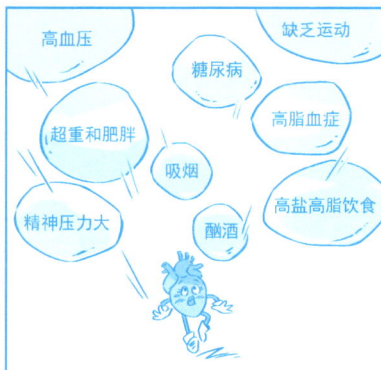

刘大夫：冠心病是全球"流行"病。以上均是冠心病的危险因素。

馨馨：所以……冠心病是现代文明病？

刘大夫：不！冠心病由来已久。几年前，美国科学家对古埃及木乃伊进行了 CT 检查。

刘大夫

近半数的木乃伊存在"动脉钙化"，提示他们生前可能患有冠心病。

无独有偶，研究发现，马王堆辛追夫人可能因冠心病导致猝死。

这些古人没有汉堡薯条，为什么也会患上冠心病呢？

馨馨

刘大夫

研究人员推测，这些人位高权重，饮食都是当时最好的食物，比如牛肉、鸭肉、鹅肉等，可能因此摄入了过多脂肪。

事实上，无论是古人还是现代人，冠心病的发病基础都是一样的。

冠心病究竟是怎么形成的？

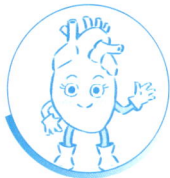

馨馨

刘大夫

冠心病即冠状动脉粥样硬化性心脏病。冠状动脉是专门为心脏输送营养的血管，血管壁由外膜、中膜和内膜组成，三层紧密结合又各司其职，保证血液顺畅流动。

外膜
中膜
内膜

高血压、糖尿病、高脂血症、吸烟等危险因素会导致血管内膜受损，这是形成冠状动脉粥样硬化的第一步。

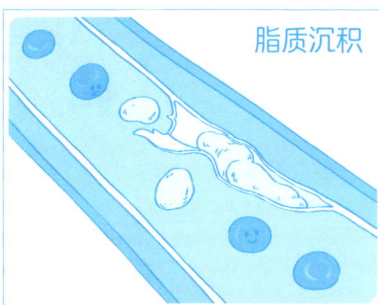

血管内膜受损

脂质沉积

刘大夫

多余的血脂、炎症细胞进入破损的血管内膜"安营扎寨"。经过长期积聚，形成黏稠的、"小米粥"样的斑块，像血管里鼓起来的一个"饺子"，这就是"冠状动脉粥样硬化斑块"。

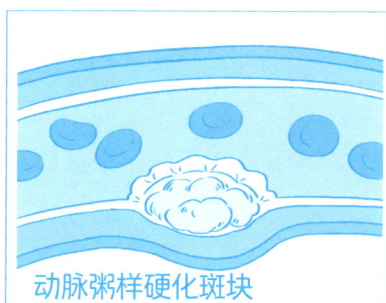

动脉粥样硬化斑块

那有什么后果呢?

馨馨

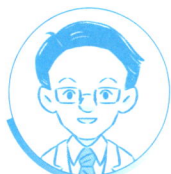

刘大夫

后果一："饺子馅"越来越多，血管管腔变得狭窄，心肌供血不足，引发胸痛等心脏缺血的症状。

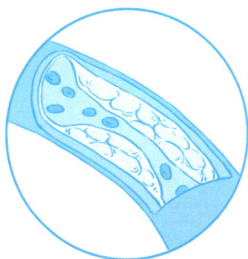

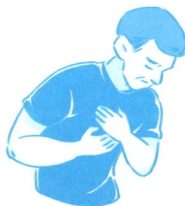

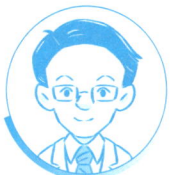

刘大夫

后果二："饺子皮"撑破，"饺子馅"流出，形成血栓，堵塞血管造成心肌梗死，甚至猝死。

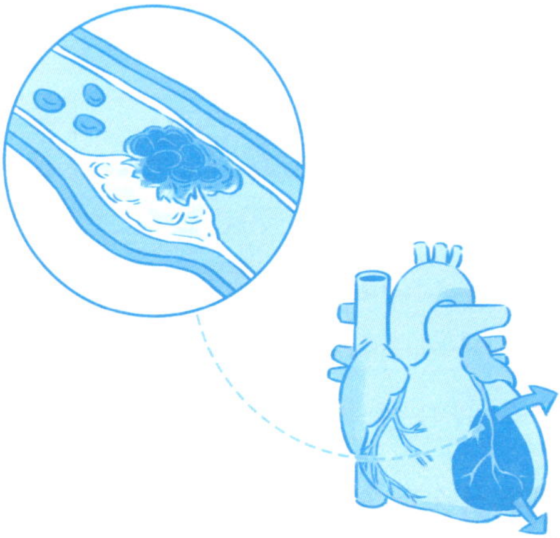

血栓堵塞

坏死的心肌

刘大夫划重点

　　冠心病这一病名是在 18 世纪被提出的，但是这个疾病可以追溯到古埃及时期。

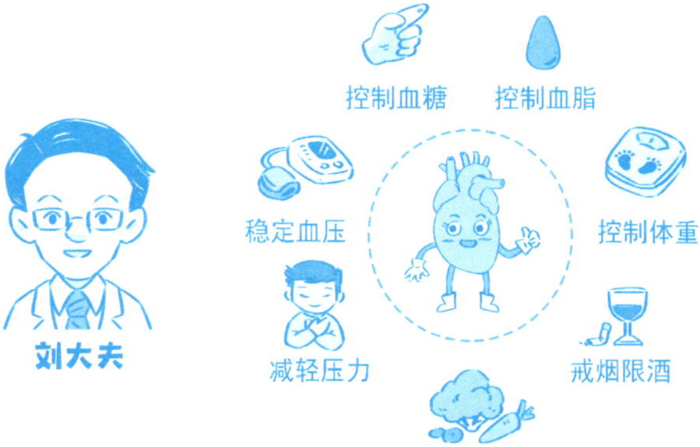

控制血糖　控制血脂

稳定血压　　　　　控制体重

刘大夫

减轻压力　　　　戒烟限酒

合理膳食

　　从冠心病的历史可以看出，不控制危险因素，无论是古人还是现代人，都有可能患上冠心病。

心肌梗死了，要先找熟人吗？

老周，男，66岁，突然胸痛难忍。老周老婆、儿子一时乱了阵脚，不知道是该送医治疗，还是问问熟人支招。

老周儿子

先给爸吃速效救心丸，打电话问问人。

表哥，我爸胸痛得厉害，你看看能不能找个熟悉的大夫问问是怎么回事？

你爸胸口疼得厉害，怎么办啊？

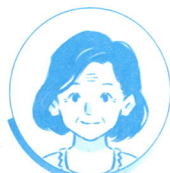

老周老婆

老周儿子

李叔，您有认识心内科的大夫吗？我爸胸痛，看能不能找人住院看看。

我看你爸太难受了，要不还是赶紧去医院吧。

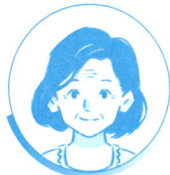

老周老婆

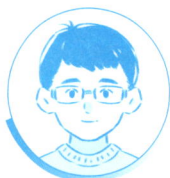

老周儿子

行！我开车送爸过去。

老周

大夫，我胸痛得厉害，浑身冒冷汗！

先别说话，安静躺着，我马上给您做心电图和血液检查！

刘大夫

现在老周的情况很危急！检查结果显示，他出现了心肌梗死。建议立即进行急诊介入治疗！不能耽误！

老周老婆

大夫，能不能先住院药物治疗？听说介入治疗风险挺大的？我们也担心……

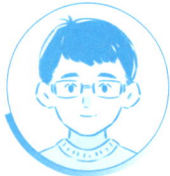

老周儿子

徐大夫，您好！现在我爸的情况是这样的……大夫建议介入治疗，您说靠谱吗？

刘大夫

大家离床!

老周刚才突发室颤，还好抢救过来了，建议马上进行介入治疗！越往后拖，预后越不好！请你们尽快决定！再耽误下去恐怕老周会有生命危险！

儿子你别到处打听了，还是听大夫的，赶紧手术吧！

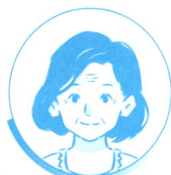

老周老婆

刘大夫划重点 ✏️

　　心肌梗死救治，时间是关键！救治不及时，将影响患者的预后！发病后未及时拨打120，未及时到医院，属于院前延误，这取决于公众的健康意识和院前急救医疗服务。

　　家属对介入手术犹豫不决，延误手术时机，属于院内延误，这取决于医院急诊救治流程和家属的配合程度。

刘大夫

手术顺利完成了，但是老周心肌梗死时间比较长，心肌梗死面积也很大，而且还有心力衰竭的情况，可能会影响他的心功能。

刘大夫，如果我们没有拖延救治时间，老周是不是能好一些？

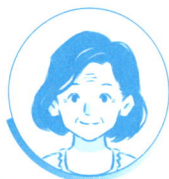

老周老婆

刘大夫划重点

急性心肌梗死的救治必须争分夺秒，时间就是心肌！时间就是生命！

做好以下两点能够有效缩短心肌梗死救治时间：

第一，出现疑似心肌梗死的症状，应尽快拨打 120。120 急救系统运送是最安全、最快捷的方式，而且大夫也能尽早展开救助。

刘大夫划重点 ✎

第二，相信大夫的专业判断。我们一定会用专业知识来制定合适的治疗方案，去救助每一位患者。希望患者和家属能够信任医院和大夫，积极配合治疗。

老周儿子

刘大夫，我不应该拖延时间，也不应该怀疑您的专业能力，感谢您对我父亲的治疗！

刘大夫划重点 ✎

- 对急性心肌梗死患者来说，早一分钟到达医院，早一分钟开通动脉，就能多挽回一点心肌，降低死亡的风险。
- 猜疑是魔鬼，只有互相信任，才是打开希望之门的金钥匙。

冠心病心肌缺血、缺氧，吸氧能好转吗？

罗阿姨得了冠心病，时常感觉心绞痛，听说这是缺血、缺氧导致的，所以想问问刘大夫，能不能用家里的制氧机？吸氧应该对冠心病有好处吧？刘大夫表示，那可不一定。怎么回事？让我们跟随刘大夫先了解一下人体的呼吸吧。

刘大夫划重点

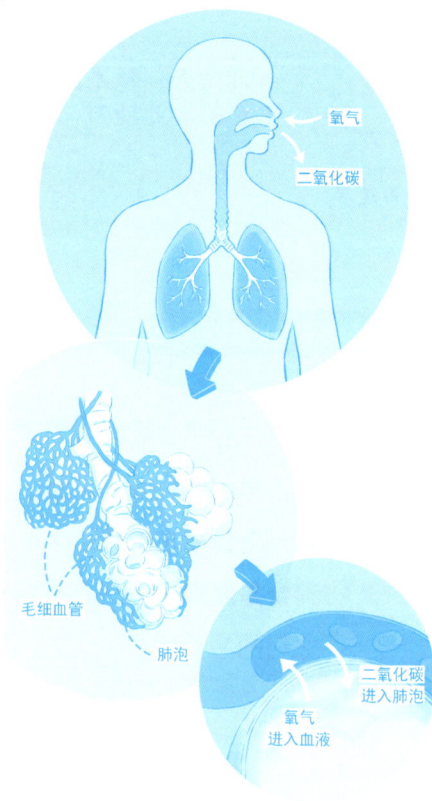

氧气
二氧化碳

人体通过呼吸把氧气吸入肺部，氧气在肺泡的毛细血管内与二氧化碳进行气体交换。然后，氧气进入血液，使其成为富含氧气的动脉血，供全身组织和器官应用。

毛细血管
肺泡

二氧化碳
进入肺泡
氧气
进入血液

刘大夫划重点 🖊

一般来说，在健康的情况下，正常呼吸的氧气就足够人体使用了。

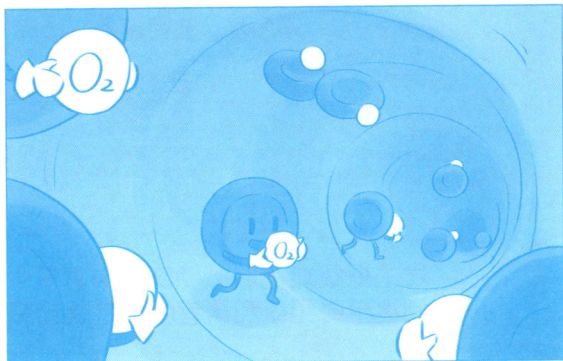

动脉血氧分压
正常值：80 ~ 100 mmHg
（需要抽取动脉血）

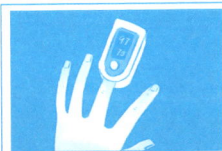

血氧饱和度
正常值：＞95%
（血氧仪夹手指即可显示）

这时候，动脉血氧分压或血氧饱和度在正常范围。

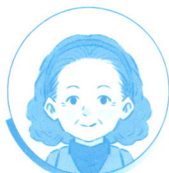

罗阿姨

那什么时候需要吸氧呢？

发生明显低氧血症的时候，说明氧气不够用了，此时需要吸氧。

馨馨

低氧血症	动脉血氧分压 <80 mmHg 或 动脉血氧饱和度 <90%

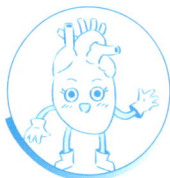

发生低氧血症时，动脉血中氧气少了，到达全身组织和器官的氧气就会减少。

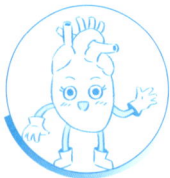

馨馨

氧气不多了！

但冠心病导致的心肌缺氧不一样，它是由于冠状动脉狭窄，血氧到不了心肌细胞才导致的。

馨馨

冠状动脉狭窄

部分心肌缺血、缺氧

重要提醒

冠心病心肌缺氧时，
动脉中的氧气不一定少，
不一定会出现低氧血症，
所以吸氧不能缓解
冠状动脉狭窄引起的
心肌缺血、缺氧。

制氧机

也就是说，低氧血症时才需要吸氧。但冠心病心肌缺血、缺氧不一定会出现低氧血症，所以，冠心病吸氧也不一定有用。

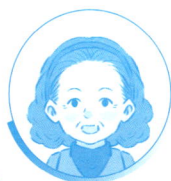

罗阿姨

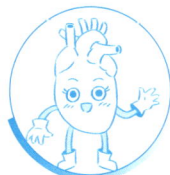

馨馨

完全正确！

罗阿姨

什么情况会出现低氧血症呢?

环境氧浓度较低或者疾病都可能导致低氧血症。

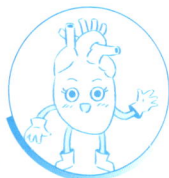

馨馨

平均海拔 4000 米以上，环境氧浓度较低

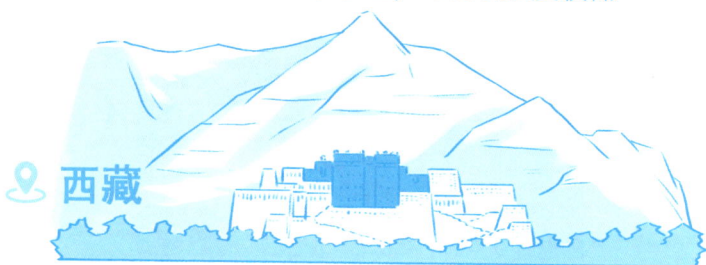

📍 西藏

罗阿姨

心脏病会导致低氧血症吗?

有可能的。

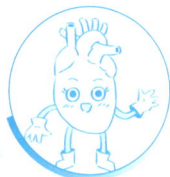

馨馨

心脏疾病出现以下 3 种情况

需要吸氧

1. 急性心肌梗死　　　需吸氧

合并心功能不全 + 低氧血症，

2. 心力衰竭，

常伴有低氧血症，　建议吸氧

血氧饱和度 < 90% 时，

3. 心脏疾病，

合并慢性阻塞性肺疾病

且出现呼吸衰竭时，　应常规吸氧

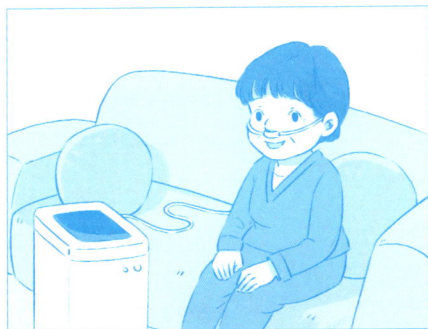

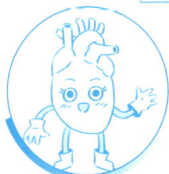

馨馨

心脏病患者吸氧有讲究！

心脏病患者吸氧
有讲究!

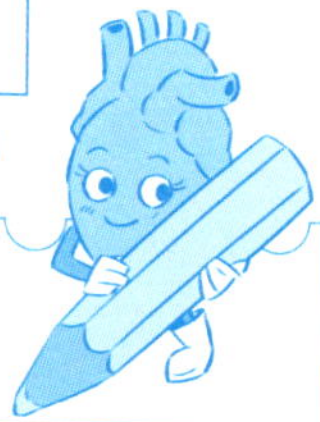

♥ 低流量、短时间吸氧,

不可盲目过量吸氧。

♥ 除了上述 3 种情况,

绝大多数心脏病患者不需要吸氧。

♥ 氧饱和度 > 90% 时,

不推荐吸氧,

高氧状态可能加重心肌损伤。

刘大夫划重点

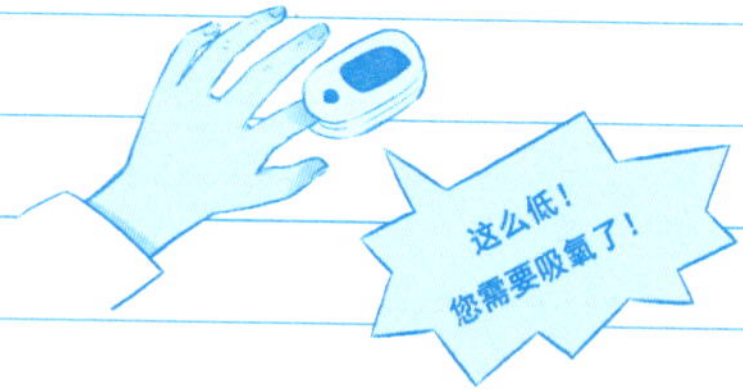

这么低!
您需要吸氧了!

动脉血氧分压 < 80 mmHg 时,

称为低氧血症,此时一般需要吸氧。

刘大夫划重点 ✎

不吸！

冠心病可导致心肌缺氧，

但大部分冠心病患者血氧含量正常，

所以，无需吸氧。

冠心病患者吸氧需要遵医嘱，

盲目吸氧，有害无益。

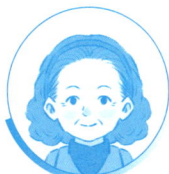

罗阿姨

那么，我好像不用吸氧？

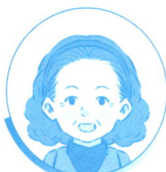

刘大夫

是的，您的冠心病病情比较稳定，没有低氧血症的表现，所以，不用吸氧。

太好了，那心绞痛怎么办？

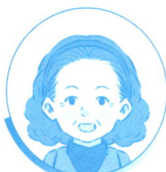

罗阿姨

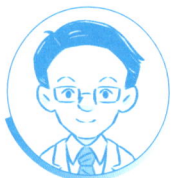

刘大夫

给您开了几个药，有快速缓解心绞痛的，有改善心肌缺血缺氧、减少心绞痛复发的。按照我写的用法，坚持服药，定期复诊就可以了。

好的，谢谢您！

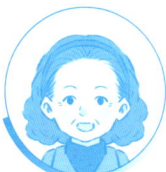

罗阿姨

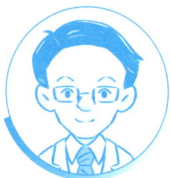

刘大夫

不客气！

冠状动脉粥样硬化，究竟是怎么回事？

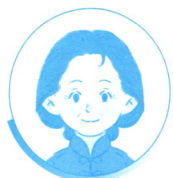

徐阿姨

刘大夫，体检时大夫说我有冠状动脉粥样硬化，是不是冠心病啊？

刘大夫

徐阿姨，您的冠脉 CT 检查发现冠状动脉出现粥样硬化，但是血管狭窄还没到50%，所以还没到冠心病的程度。

徐阿姨

那这是怎么回事？

馨馨

正常的动脉是这样的，从里到外分为内膜、中膜和外膜，内膜光滑，血液流通顺畅。

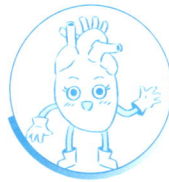

内膜
中膜
外膜

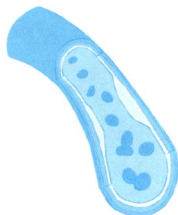

看这！内膜鼓出来的部分，就是动脉粥样硬化。

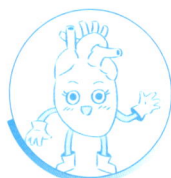

馨馨

如果冠状动脉粥样硬化不断加重，就会使冠状动脉变窄，血液很难通过。当冠状动脉狭窄超过 50%，就考虑是冠心病了。

如果冠状动脉粥样硬化斑块破裂，形成血栓，还会引起心肌梗死。

那冠状动脉粥样硬化是怎样形成的呢？

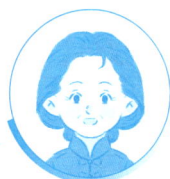

徐阿姨

冠状动脉粥样硬化的形成总共分为四步。

馨馨

| 血管内皮破损 第一阶段 | 斑块形成初期 第二阶段 | 斑块形成 第三阶段 | 斑块破裂 第四阶段 |

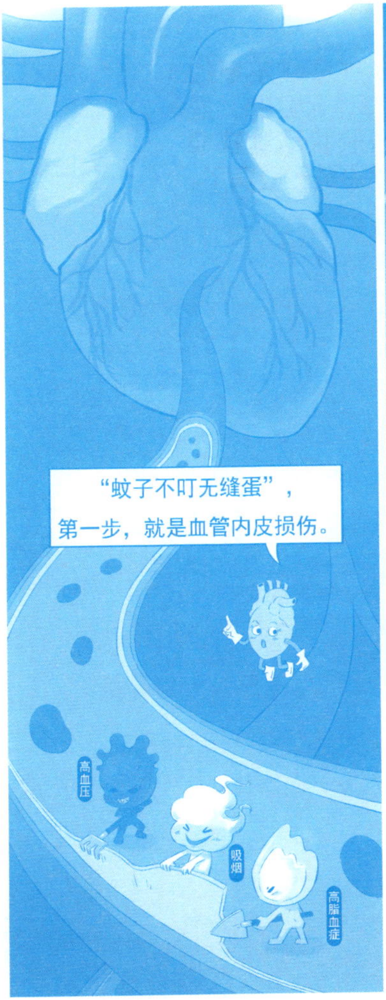

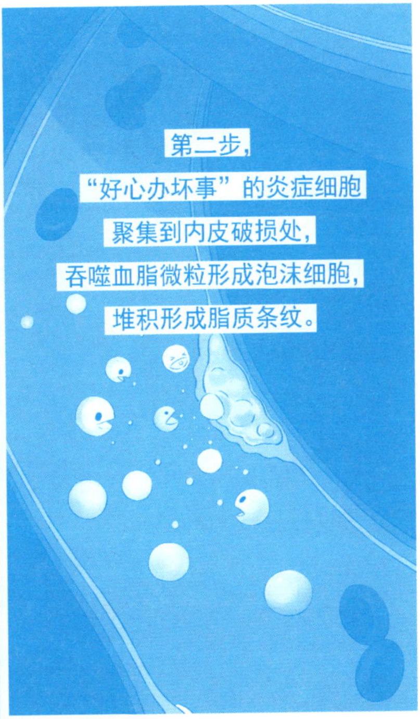

第二步，
"好心办坏事"的炎症细胞
聚集到内皮破损处，
吞噬血脂微粒形成泡沫细胞，
堆积形成脂质条纹。

"蚊子不叮无缝蛋"，
第一步，就是血管内皮损伤。

高血压

吸烟

高脂血症

第三步，
又来了些"积极分子"，
变成纤维帽让脂质条纹更稳定，
加上里面的脂质核心，
就是动脉粥样硬化斑块。

动脉粥样硬化斑块
逐渐增大，
血管变得狭窄。
狭窄严重，
就会出现心肌缺血。

第四步，
动脉粥样硬化的"最后任务"，
斑块破裂。

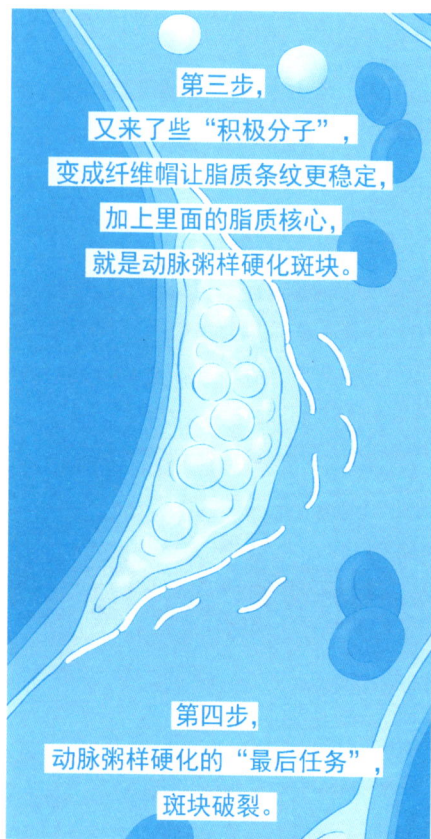

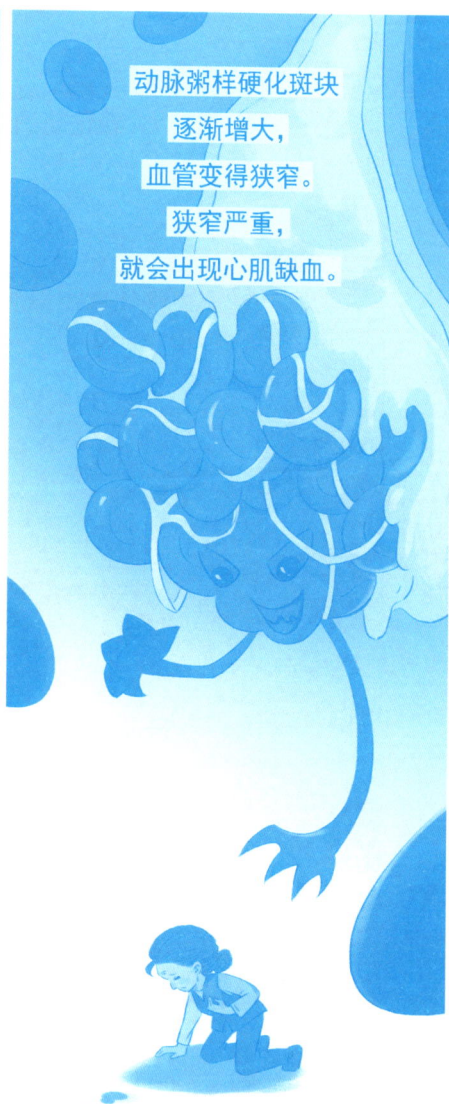

万一斑块破裂了，就会形成血栓。
当血栓堵塞冠脉，将导致心肌梗死。

徐阿姨

天啊！这么吓人！那冠状动脉粥样硬化能消除吗？

刘大夫

冠状动脉粥样硬化可不像漫画里这样擦掉重画就行。不过，您也别太担心，冠状动脉粥样硬化的进展有的人很慢，几十年也没事，有的人甚至还能逆转冠状动脉粥样斑块。

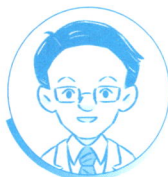

徐阿姨

真的吗？快给我说说吧。

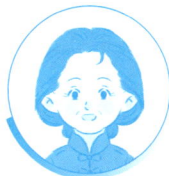

刘大夫划重点 ✏

逆转冠状动脉粥样硬化方法盘点

坚 持 运 动

坚持运动，是逆转冠状动脉粥样斑块最省钱的方法，比如每天步行 6000 步以上。

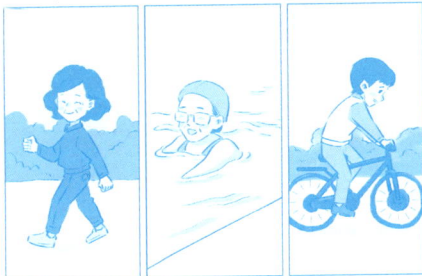

刘大夫划重点 ✎

降 脂 药 物

　　无论冠状动脉粥样硬化斑块是否形成，严格控制血脂水平都可以延缓它的进展。要达到逆转冠状动脉粥样硬化斑块，低密度脂蛋白胆固醇最好降低到 2.0 mmol/L 以下。

好 好 吃 饭

　　虽然饮食对逆转冠状动脉粥样硬化斑块作用有限，但是，以植物性食物为主，兼顾肉、蛋、奶，控制摄入盐、糖和脂肪，这种饮食模式有利于血管健康，可以延缓冠状动脉粥样硬化进展。

徐阿姨

我明白了，想要逆转动冠状脉粥样硬化，一是迈开腿，二是用药物，三是调饮食。

您说的真好！健康的生活方式是心血管健康的基础。如果血脂较高，应该考虑降脂治疗。

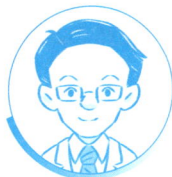

刘大夫

155

血管斑块能消失吗？

朱先生，43 岁，最近体检查出颈动脉有硬斑块。朱先生非常疑惑，这是什么？所有的动脉都可能发生动脉粥样硬化，大家最熟悉的，要数冠状动脉斑块和颈动脉斑块。

动脉粥样硬化斑块（简称斑块）

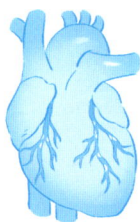

冠状动脉斑块　　　　　　颈动脉斑块

我是正常动脉

正常血流

动脉壁

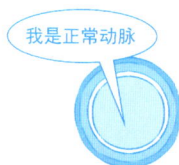

动脉横截面
管腔通畅

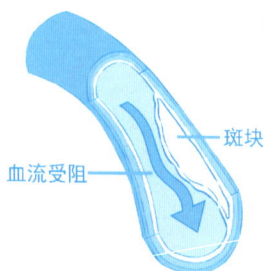

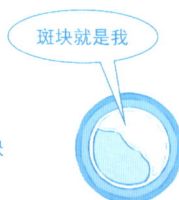

斑块就是我

斑块

血流受阻

动脉横截面
管腔狭窄

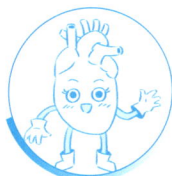

馨馨

动脉粥样硬化斑块从影像学特征上，可分为软斑块、硬斑块和混合斑块。

我是大哥软斑块，看谁敢不服？

从超声上看，软斑块有三大特征：

1. 表面不光滑。
2. 形状不规则。
3. 超声提示低回声。

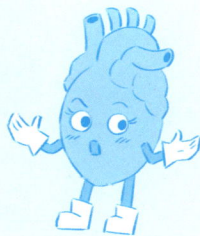

我是硬斑块，我可不稀罕跟老大长得像。

硬斑块同样有三大特征：
1. 表面光滑。
2. 外形规则。
3. 超声显示高回声。

混合斑块就是我，我深不可测？

您说得没错！

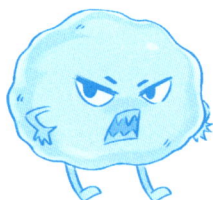

混合斑块特征：
1. 混合斑块表面和形状都介于二者之间。
2. 超声显示混合回声。

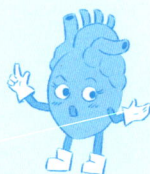

朱先生

为什么它们差别这么大?

因为成分不同。来,剖面图你看看!

馨馨

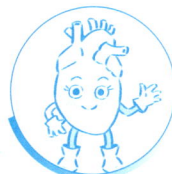

纤维帽
脂质核心

斑块由纤维帽和脂质核心构成,就像饺子皮包裹饺子馅。

软斑块"皮薄馅多",即纤维帽薄,脂质体积大,属于软斑块,容易破裂或脱落,不稳定,更危险。

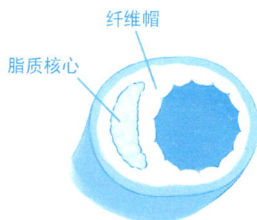

软斑块

易损斑块？高危斑块？

哈哈，都是我！

硬斑块"皮厚馅少"，即纤维帽厚，脂质体积小，属于硬斑块，不容易破裂或脱落，相对稳定。

硬斑块

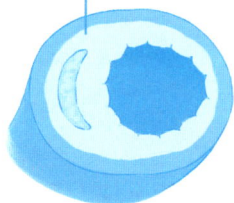

我虽然不算和善，但也没软斑块那么坏！

想剖开我？没门！
我难搞？没错，奈我何？！

混合斑块兼具两者的特性，结构比较复杂，也容易破裂或脱落，可谓捉摸不定。

一旦斑块破裂或脱落，容易导致血栓形成，堵塞血管，引起心肌梗死或脑梗死。

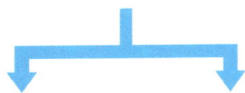

斑块破裂，血栓形成

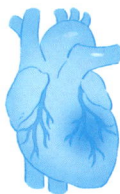

心肌梗死

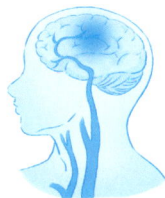

脑梗死

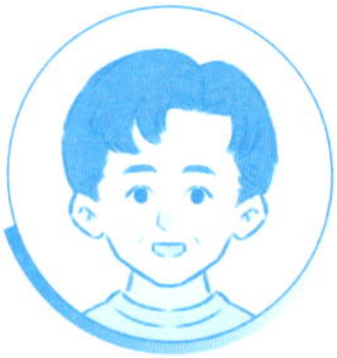

朱先生

这么说来，硬斑块比软斑块更稳定，所以硬斑块更安全，软斑块更危险？

那可不一定，还得结合斑块的大小、位置、对血流的影响等因素全面评估。不是所有软斑块都危险，也不是全部硬斑块都安全。

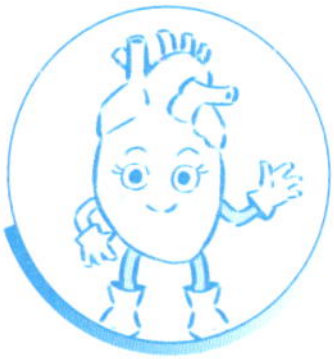

馨馨

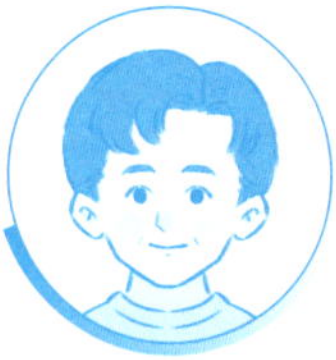

朱先生

发现斑块怎么办？能消除吗？

发现得早，治疗规范，部分患者的斑块可以消除，这是真的！

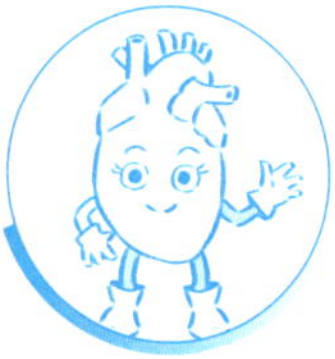

馨馨

逆转斑块三大锦囊妙计

妙计 **1**

健康生活方式——百利无一害

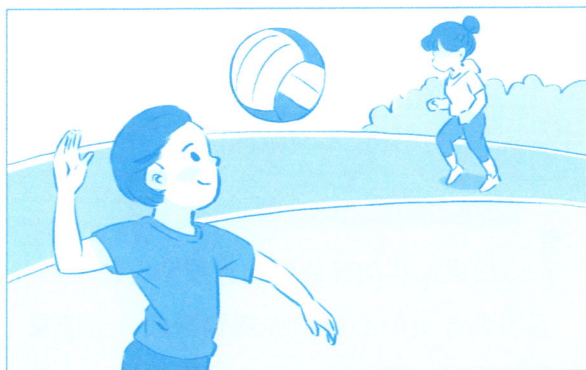

戒烟限酒；饮食上低盐、低脂、少糖；规律运动，控制体重；保持积极心态等。

妙计 **2**

规范药物治疗——重要利器

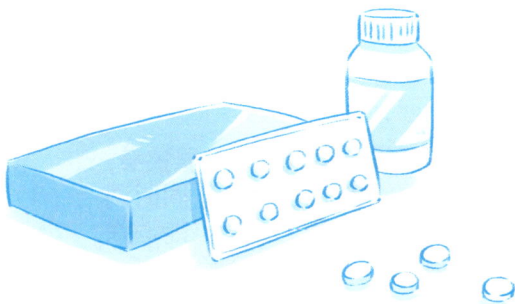

评估是否需要服用降脂药物；合并有高血压、糖尿病、高尿酸血症等疾病要积极治疗。

妙计 ③

手术治疗——稳、准、狠

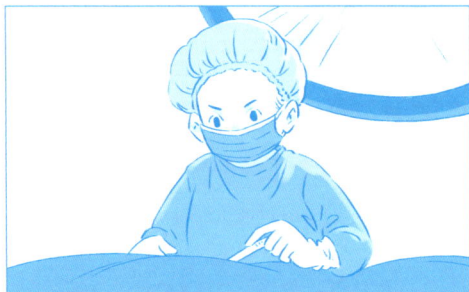

如果冠状动脉或颈动脉狭窄比较严重，或出现严重的心肌缺血或脑缺血，可能需要进行支架置入术、颈动脉内膜剥脱术等手术治疗。

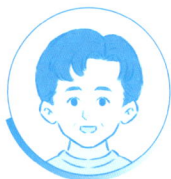

朱先生

我这种情况该怎么办？斑块还能消除吗？

您的颈动脉斑块还没有造成血管明显狭窄，但您的血脂偏高，建议用药治疗，同时调整生活方式。坚持治疗后，即使不能消除斑块，也能使其稳定，预防血管狭窄。

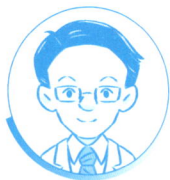

刘大夫

刘大夫划重点 ✎

- 动脉粥样硬化斑块主要由纤维帽和脂质核心组成。根据其影像学特征不同，分为软斑块、硬斑块和混合斑块。

- 与硬斑块相比，软斑块更不稳定，更危险，但斑块是否安全还受其大小、位置等因素影响。

- 无论患有哪种斑块，健康生活方式都必不可少，同时严格控制合并疾病，规范治疗，也可预防心肌梗死或脑梗死的发生。

- 早发现，积极治疗，有可能逆转或消除斑块。如果任由斑块进展，可诱发心肌梗死、脑梗死等严重疾病。

冬季猝死高发，可怕！
猝死可预防，庆幸！

现在正值冬季，春姑娘还没来，寒风依旧凛冽，与之相随的，还有频上热搜的猝死新闻。什么是猝死？看到一些科普内容，胡先生有了答案，却也有很多疑惑，一起来看看怎么回事吧。

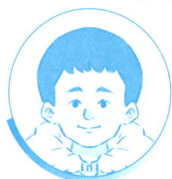

我的	**热搜**	文娱	要闻	视频	同城

实时热点，每分钟更新一次

1 66岁老人突发心梗去世　　　　　586458　热

2 ……

3 46岁女教师网课后猝死，警方已介入调查　527786　沸

4 ……

5 ……

6 名人XX因心梗去世，年仅58岁　　503415　新

胡先生

> 原来，猝死是指发病 6 小时内的死亡！

> 对的，根据世界卫生组织定义，平时很健康或看起来很健康的人，在短时间内（一般指 6 小时内）因自然疾病导致的突然死亡称为猝死。

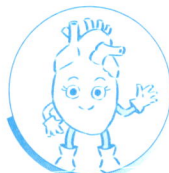

馨馨

胡先生

好可怕！健康的人为什么会突然死亡？

馨馨

好问题。您看这个定义写的是"看起来很健康"，说明实际上并非如此。他们很可能有基础病，或者不健康的生活方式。

可致猝死的基础病

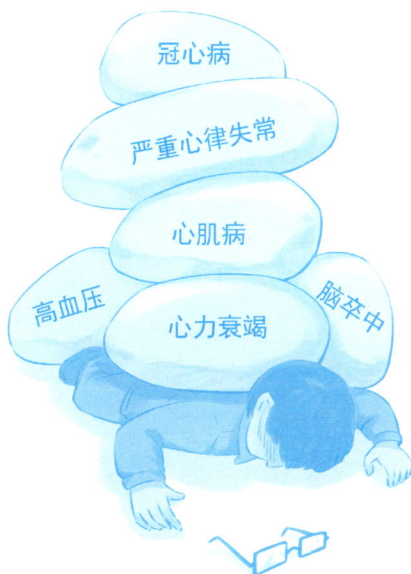

冠心病
严重心律失常
心肌病
高血压
心力衰竭
脑卒中

胡先生

有这些情况就会猝死吗？

馨馨

患有以上疾病的人群更容易发生猝死，但并不是一定会发生，猝死往往发生在以下场景中！

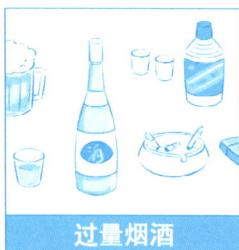

暴饮暴食

过量烟酒

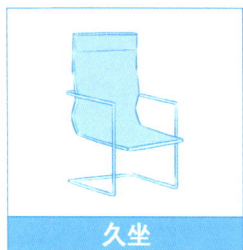

久坐

熬夜

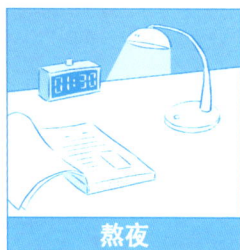

过度运动

过度劳累

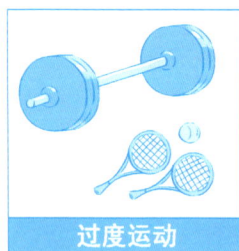
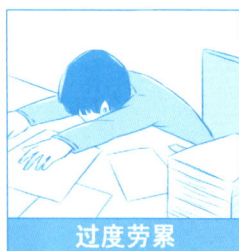

情绪激动

气温骤变

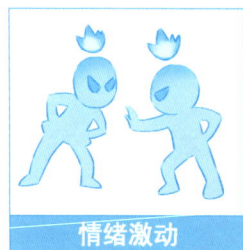

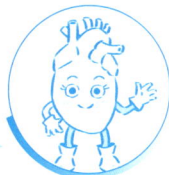

听说猝死容易发生在周一的早上，真的吗？

胡先生

是的，尤其是冬季里周一的早上。

馨馨

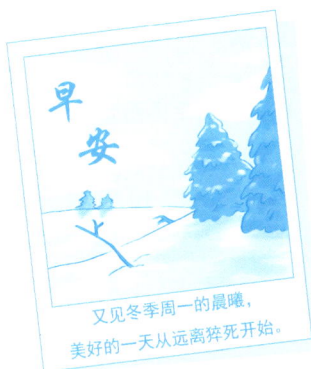

早安

又见冬季周一的晨曦，
美好的一天从远离猝死开始。

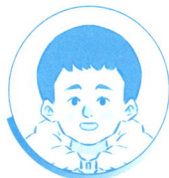

猝死这个恶魔太可怕了，能预防吗？

胡先生

是的，提前预防，可以避免这个恶魔作乱！

馨馨

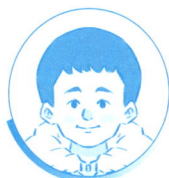

快说快说，怎么预防呢？

胡先生

169

馨馨

别急，听刘大夫给您细说。

刘大夫划重点

1. 合理的饮食

中国居民平衡膳食宝塔（2022）

盐	<5克
油	25～30克
奶及奶制品	300～500克
大豆及坚果类	25～35克
动物性食物	120～200克
——每周至少2次水产品	
——每天一个鸡蛋	
蔬菜类	300～500克
水果类	200～350克
谷类	200～300克
——全谷物和杂豆	50～150克
薯类	50～100克
水	1500～1700毫升

每天活动6000步

水果、蔬菜不能少，红肉腊肉切莫多。

少盐、少油更健康，多吃谷物添营养。

刘大夫划重点

2. 充足的睡眠

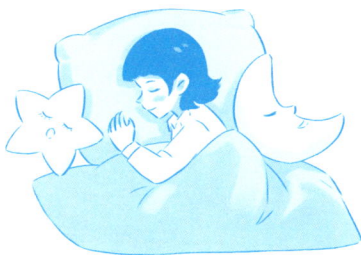

睡好才能休息好，精神抖擞把钱搞。

养成作息好习惯，别总熬夜猝死找。

3. 适度规律的运动

运动不是为竞赛，适度量力并不菜。

循序渐进加强度，适合自己才自在。

刘大夫划重点 ✏

4. 戒烟限酒

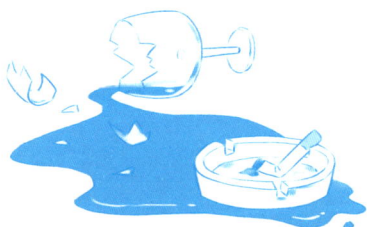

烟酒本是毒，猝死来相助。

何不戒心瘾，百岁可安度。

5. 放松减压

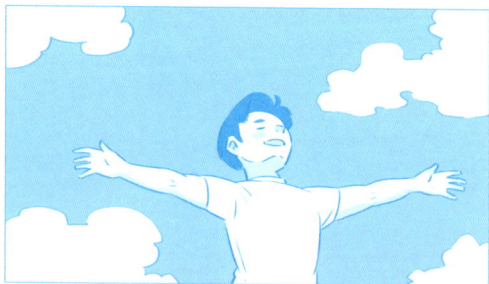

春有百花秋有月，夏有凉风冬有雪。

莫将闲事挂心头，便是人间好时节。

——宋·释绍昙《颂古五十五首其一》

刘大夫划重点 ✎

6.定期体检、积极治疗

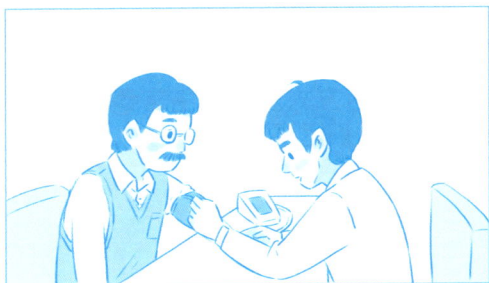

世人皆讳疾，却不可忌医。

早诊早治早获益，莫扛莫拖莫延误。

健康生活方式是生命的根基

健康饮食

充足睡眠 💤

规律运动

戒烟限酒

放松减压

定期体检

健康生活方式

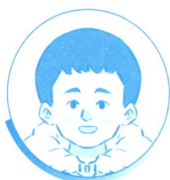

胡先生

预防猝死，就是要保持健康生活方式，加上定期体检，有病不要拖，该治赶紧治。

刘大夫

没错，健康的生活方式虽是老生常谈，但它的确能帮助我们远离猝死。

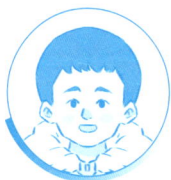

胡先生

谢谢你们，我懂了。

刘大夫

不客气。

健身后肌酸激酶很高，难道心脏有问题了？

董先生，40岁，最近体检查出肌酸激酶偏高，这不是心肌梗死的指标吗？难道我得心肌梗死了？赶紧去问问刘大夫，看他怎么说。

项目名称	结果	参考范围
肌酸激酶（CK）	720 ↑	50 ~ 310 U/L

董先生： 刘大夫，我这不会是心肌梗死吧？

刘大夫： 您中气很足，不可能是心肌梗死。

身体素质良好

中气十足

没有胸痛等其他症状

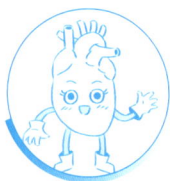

馨馨

我从未见过如此健康的"心肌梗死"患者。

刘大夫

您是不是检查前去健身了?

还真是，而且最近还增加了训练强度。

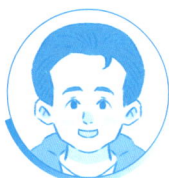

董先生

刘大夫

怪不得，剧烈运动后 2～3 天，肌酸激酶的测量数值通常都会升高。

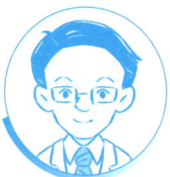

力量

能量

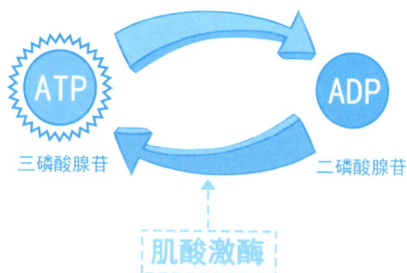

肌酸激酶（CK）是参与人体能量代谢的一种重要激酶。能够直接影响细胞内能量运转、肌肉收缩和能量再生。

刘大夫划重点✏️

肌酸激酶

主要有 3 种同工酶形式

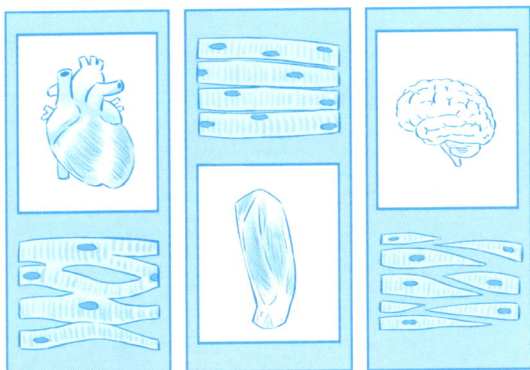

心肌
CK-MB

骨骼肌
CK-MM

脑组织
CK-BB

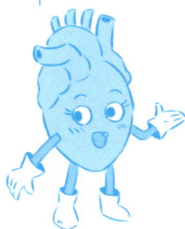

馨馨

正常情况下，肌酸激酶同工酶都"藏"在肌细胞里面，所以普通人血清中的肌酸激酶水平比较低。

177

发生心肌疾病心肌酶升高的机理

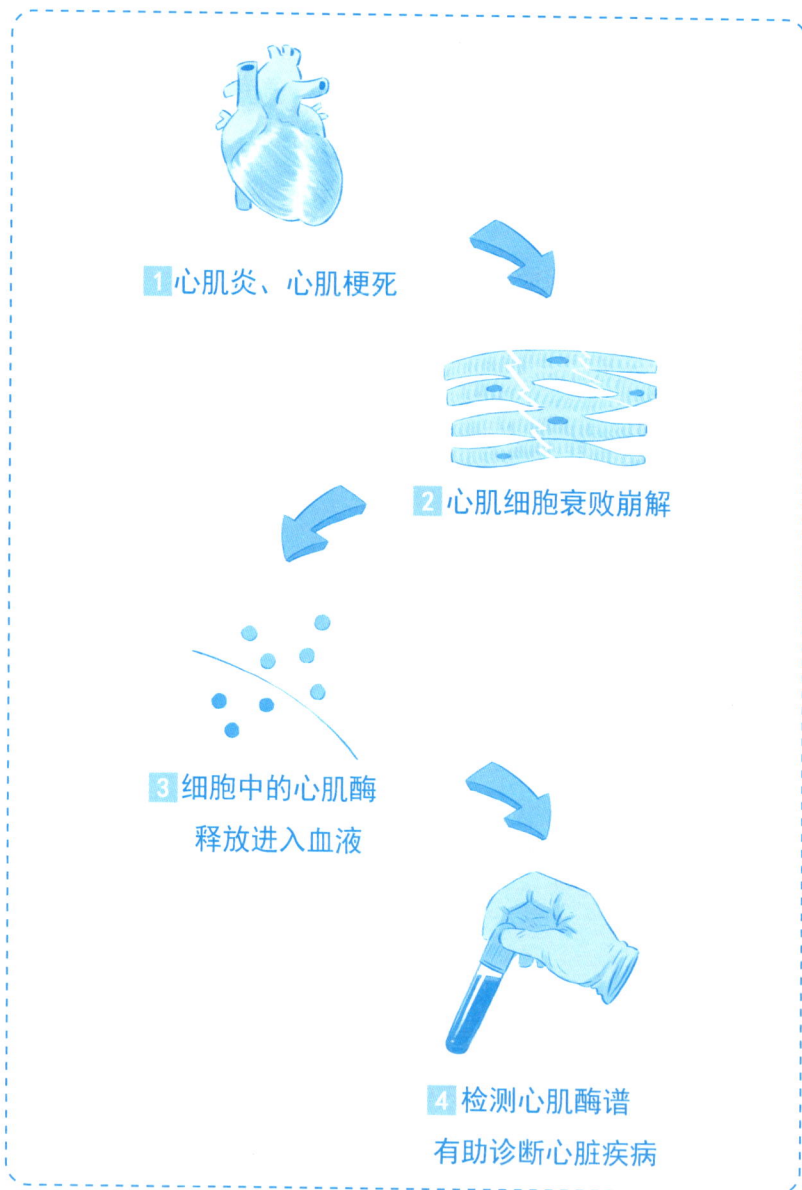

1 心肌炎、心肌梗死

2 心肌细胞衰败崩解

3 细胞中的心肌酶
释放进入血液

4 检测心肌酶谱
有助诊断心脏疾病

当肌肉细胞损伤，比如心肌发生损伤，可导致血清 CK-MB 水平升高。

馨馨

当然，影响肌酸激酶水平的因素非常多。

刘大夫

刘大夫划重点

影响肌酸激酶水平的生理性因素

剧烈运动 ⚠️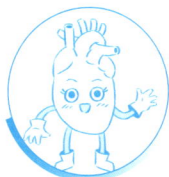

骨骼肌损伤 ⚠️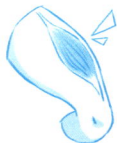

体检前熬夜 ⚠️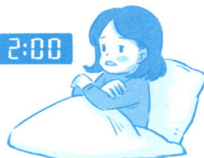

179

刘大夫划重点 ✏️

影响肌酸激酶水平的生理性因素

过度疲劳 ⚠️

某些药物 ⚠️ 如秋水仙碱片、盐酸多奈哌齐片、他汀类药物等。

馨馨

我记得您有位患者在极限登山运动后肌酸激酶都超过 5000 U/L 了！

是的，剧烈运动时，可导致更多的肌酸激酶释放入血。因此，不能只凭肌酸激酶单个指标升高就判断为心肌炎或者心肌梗死。

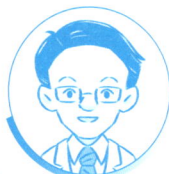

刘大夫

剧烈运动

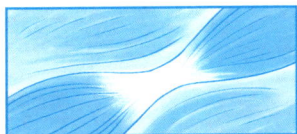

肌肉纤维收缩

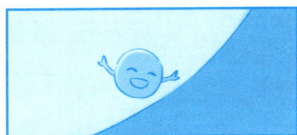

细胞膜通透性增加

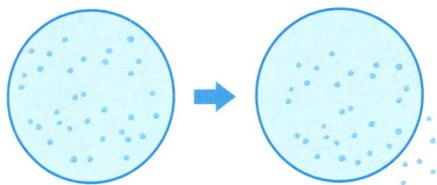

肌酸激酶释放入血

董先生

怪不得我健身之后肌酸激酶也会升高。不过，怎么区分是不是肌肉损伤呢？

您可以这样进行区分。

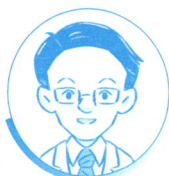

刘大夫

肌酸激酶升高

没有胸痛、胸闷等症状

心电图、心脏彩超无异常

⬇

暂时排除

心脏问题

运动后肌肉酸痛不缓解

肌酸激酶持续升高

⬇

警惕肌肉损伤

甚至横纹肌溶解症

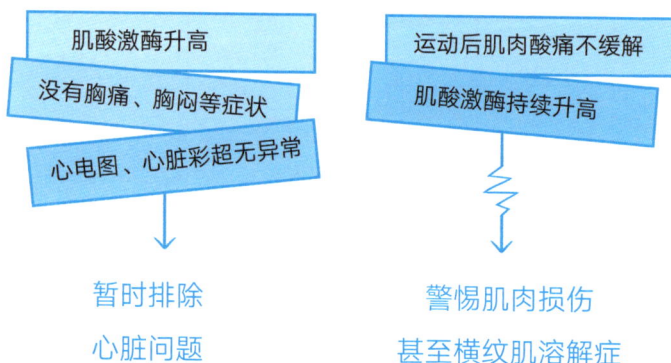

如果出现右边这种情况，就要尽快到医院就诊了。

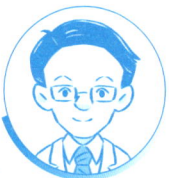

刘大夫

支架术后还能做磁共振成像检查吗?

老李，65岁，正准备做磁共振成像检查，可注意事项上提示体内有金属植入物不能做。老李心脏内放过支架，到底还能不能做磁共振成像检查呢？老李拿不准，所以来咨询一下刘大夫。

刘大夫

不用着急，我们先看看什么是磁共振成像吧。

人体有70%是水，水是H_2O，也就是氢和氧，而磁共振成像是在强大磁场作用下，使体内的氢原子核产生共振，并通过计算机记录这些共振运动，从而得到器官组织的图像。

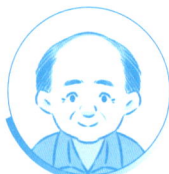

刘大夫，我放了冠状动脉支架能做磁共振成像检查吗？神经科大夫让我检查颅脑磁共振成像，可检查注意事项写着体内有金属植入物不能做，我该听谁的呢？

老李

检查时磁场强大，金属会干扰磁场或被磁性吸附，因此检查前患者要摘掉随身携带的金属物品。

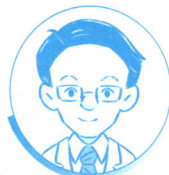

刘大夫

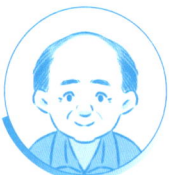

钥匙之类的东西可以拿出来，可是心脏里的支架拿不出来，怎么办？

老李

刘大夫划重点 ✎

我比它多了一层药物涂层

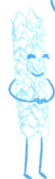
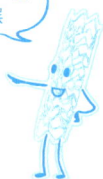

金属裸支架　　药物洗脱支架

那要看看支架的材质：

- 如果是合金材料的药物洗脱支架，可以随时放心大胆地做磁共振成像检查；

- 如果是金属裸支架，还得看看时间，在术后6周做磁共振成像检查也是完全没问题。

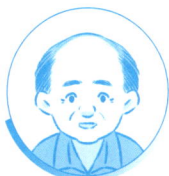

老李

网上说金属支架在磁场下可能会移位变形，还可能发热，这种情况下做磁共振成像检查对身体有害吗？

这个不用担心。大部分冠脉支架都是由不锈钢或镍钛合金制成，是非磁性或弱磁性的，移位或变形的可能性极小。至于发热，其实人体的血液流动就会带走部分热量，轻微升温对于支架的影响可以忽略不计。

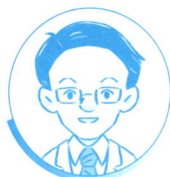

刘大夫

刘大夫划重点 ✏

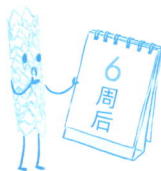

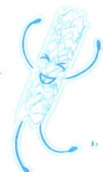

随时可以~

大多药物洗脱支架已通过磁共振成像安全检测，绝大部分在术后任何时候做 1.5 特斯拉或 3.0 特斯拉（磁场强度单位）的磁共振成像检查都没问题。

药物洗脱支架

金属裸支架

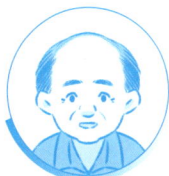

老李

听了您的讲解，我也没什么可担心的了。我这就去核磁室预约时间。

心绞痛急救药 NO.1——硝酸甘油

医学小剧场正热火朝天地进行年度汇演，一老人突然手捂胸口，眉头紧锁，观众顿时紧张起来。这时，只见他从口袋中拿出一瓶药，倒出一粒，放入口中，不一会儿表情正常，胸痛消失。

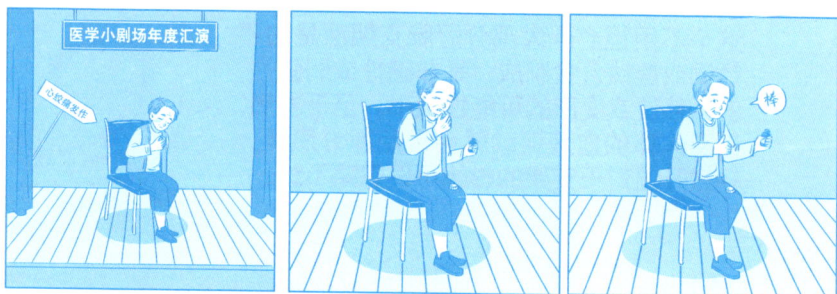

馨馨

这位老人吃的什么药呢？好神奇呀！

老人是在模仿稳定性心绞痛发作，他用的是心绞痛常用药 —— 硝酸甘油。

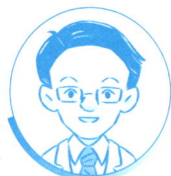

刘大夫

稳定性心绞痛：冠状动脉狭窄不严重，平静状态下不影响心脏供血。

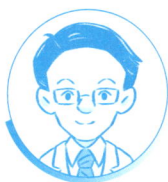

刘大夫

当劳累、压力或焦虑时，心脏所需的血液和氧气量增加，就会出现心脏供血不足。

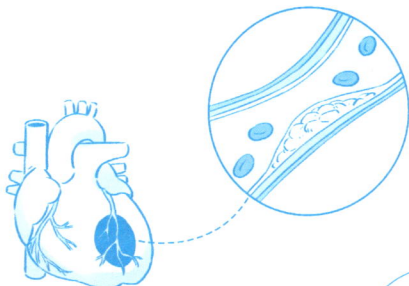

我快没力气了

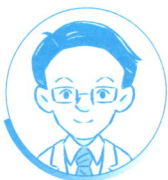

刘大夫

不通则痛，心绞痛就是这样发生的。

既然心绞痛有诱因，那么休息一下、平复情绪是不是就能好呢？

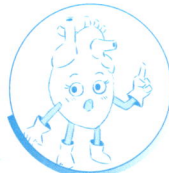

馨馨

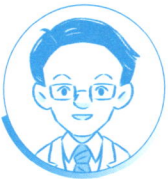

刘大夫

休息一下，让心脏降低血氧需求，也可以缓解。

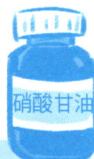

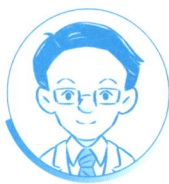

硝酸甘油

但是，想快速缓解，就需要用到药物——硝酸甘油，这可是缓解心绞痛的首选药物。

刘大夫

硝酸甘油可以扩张冠状动脉，增加心脏供血。

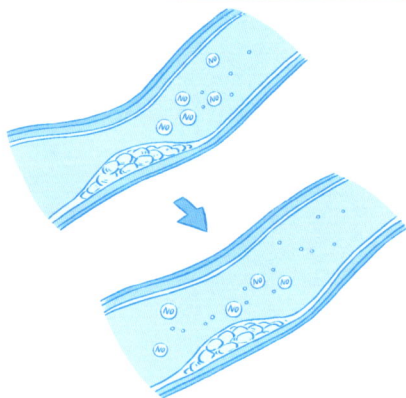

（注：NO 即一氧化氮）

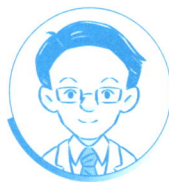

硝酸甘油可作为心绞痛急性发作时缓解症状用药，也可在运动前数分钟预防用药。

刘大夫

中华全科医师杂志 2021 年 3 月第 20 卷第 3 期　Chin J Gen Pract, March 2021, Vol. 20, No. 3 ·265·

·基层常见疾病诊疗指南·

稳定性冠心病基层诊疗指南（2020 年）

中华医学会　中华医学会杂志社　中华医学会全科医学分会　中华医学会《中华全科医师杂志》编辑委员会　心血管系统疾病基层诊疗指南编写专家组

通信作者：胡大一，北京大学人民医院心血管研究所 100044，Email: dayi.hu@china-heart.org

【关键词】　指南；　稳定性冠心病

刘大夫划重点 ✎

硝酸甘油服用牢记"153"

1：每次1片 ---------- ◯

5：无效隔5分钟再服--- 5:00

3：不超过3次 -------- ◯ ◯ ◯

刘大夫划重点 ✎

- 硝酸甘油要舌下含服。
- 不是所有心绞痛患者都能用硝酸甘油，比如血压过低、青光眼、脉搏过快、颅内压升高、对硝酸甘油过敏，以及24小时内服用了西地那非的人禁用。
- 服用3次硝酸甘油症状仍不缓解，要立即拨打120急救电话。

原来心绞痛用硝酸甘油有那么多讲究！谢谢刘大夫介绍！

馨馨

不客气！

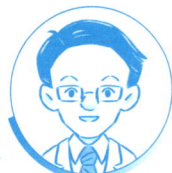

刘大夫

药品说明书看不懂？看这里

药品说明书精灵正在天下游历，为苍生解决用药难题。这不，遇到一个小学生"证"与"症"不分，还遇到一个老人用药不当没效果。到底怎么回事，我们一起来看看吧。

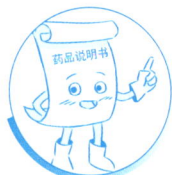

药品说明书

我是药品说明书精灵。

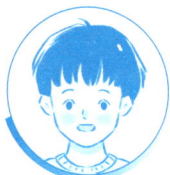

学生小章

哇，是精灵！您是看我挣扎在作业的苦海中，特来拯救我吗？

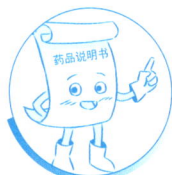

药品说明书

我见你错将"适应证"写成"适应症"，特来指点一二，应该是用言字旁的"证"，不是病字头的"症"。

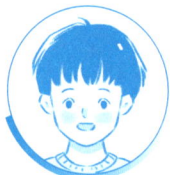

学生小章

啊？适应证说明可以治哪些症状，不应该是病字头的症吗？

药品说明书

你还知道适应证的意思，不过你只知其一，不知其二，且听我慢慢道来。

适应证确实是指药品治疗的疾病范围，或改善哪些症状。但这个"证"字，是出自中医理论中的"证候"，因此，适应证和禁忌证皆为言字旁的"证"。

证候，指患病时出现的一组相互关联的症状和体征的总称。

原来如此！我还有一个问题！禁忌证里有的是禁用，有的是忌用，还有的是慎用，这有什么区别呢？

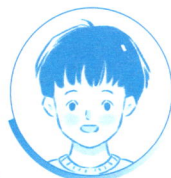

学生小章

药品说明书

你真是个观察入微的好孩子。禁用、忌用或慎用这三者确实有不同。

刘大夫划重点 ✎

禁用：用药后会有不良后果，一定不能用。

忌用：这些人用药很可能出现不良后果，尽量要避免
使用，可以用类似作用但不良反应较小的药品
代替。

慎用：谨慎使用，不是绝对不能用，必需使用时随时
观察。

注意！如果属于忌用或慎用，还是要咨询大夫，不要
自行用药。

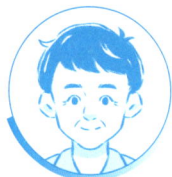

老王

怎么吃过一次硝酸甘油还不管用呢？

老王，您手上的硝酸甘油已经没有药效了，
要吃这个棕色瓶子装的！而且要把硝酸甘
油放在舌头下面，不要嚼，也不要咽！

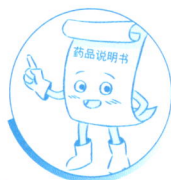

药品说明书

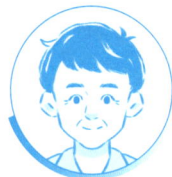

老王

终于没那么疼了。谢谢您救了我！

我是药品说明书精灵。这次我恰好看到，下次您可要看好药品说明书再用药。

药品说明书

老王您看，这说明书上写得清清楚楚的，一定要注意啊！

【规　　格】……
【用法用量】成人一次用0.25mg ～ 0.5mg，舌下含服……
……
【贮　　藏】遮光、密封，在阴凉处（不超过20℃）保存。
【包　　装】……

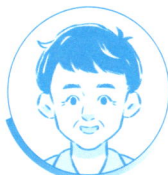

老王

都怪我，一直把说明书当废纸一张，大夫交待用法我也没有认真听，以后我一定会认真阅读说明书。

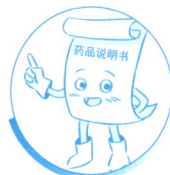

我也知道，说明书有点枯燥无味，但是那些复杂的药物代谢动力学、药理学只是提供参考的，其他重要信息还需要注意！

药品说明书

药品说明书

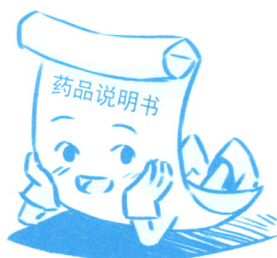

刘大夫划重点 ✎

药品说明书需关注以下几点：

1. 适应证和禁忌证，了解什么时候适合用和什么时候不适合用。

2. 记好用法，算好用量。

3. 留心药物相互作用，注意哪些药品不适合同时服用。

4. 关注不良反应，注意防范。

5. 其他注意事项，如储存方式、有效期等。

第五章
"漫"谈预防

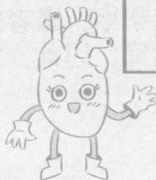

亡羊补牢？不如防患未然

今天，刘大夫要给学生们讲讲疾病预防中的"未病先防"。大家跟随学生小美和刘大夫的小帮手馨馨，一起去听听吧。

刘大夫

大家都知道扁鹊是一位名医，其实他的两个哥哥也是大夫。大哥擅长治疗还没表现出来的疾病，二哥对于小病小痛特别拿手。可是扁鹊觉得大哥医术最好，二哥次之，自己最差。大家知道这是为什么吗？

是因为大哥的做法切合"上医治未病"的理念。

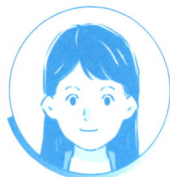

小美

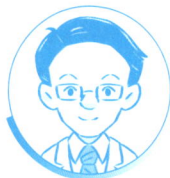

刘大夫

正解！扁鹊的大哥多在疾病发作之前，患者还没察觉疾病时，就为其铲除了病根，所以，大家看不出他医术高明。

扁鹊的二哥则是在疾病初期，患者的病情还不严重时就药到病除，因此，大家觉得二哥只是小有本事。

而扁鹊自己往往治疗疑难杂症或很严重的疾病，待疾病好转或痊愈时，大家就认为他能起死回生。

其实扁鹊和二哥都是在亡羊补牢，而大哥是未雨绸缪，是真正的"防患未然"。

小美

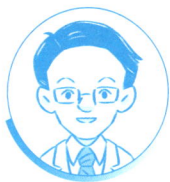

刘大夫

没错，扁鹊的大哥治病就符合"上医治未病"的理念。

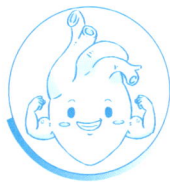

馨馨

在现代医学术语中，这也叫做"一级预防"，就是在疾病发生之前采取针对病因的措施，减少致病因素，降低疾病真正发生的可能性。

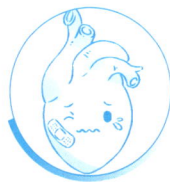

馨馨

若是疾病已经发生，再采取早发现、早诊断、早治疗的"三早"原则预防疾病复发，这种"亡羊补牢"的做法属于"二级预防"。

"上医治未病"这个理念固然好，可连扁鹊都做不到，我们要怎样才能做到呢？

小美

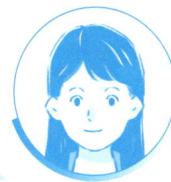

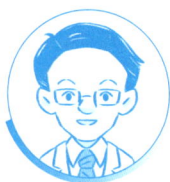

刘大夫

好问题！我们不仅要了解治未病是什么，关键还得知道怎么办。

和扁鹊时代比起来，现代医学已有诸多科学依据，"治未病"也一样。

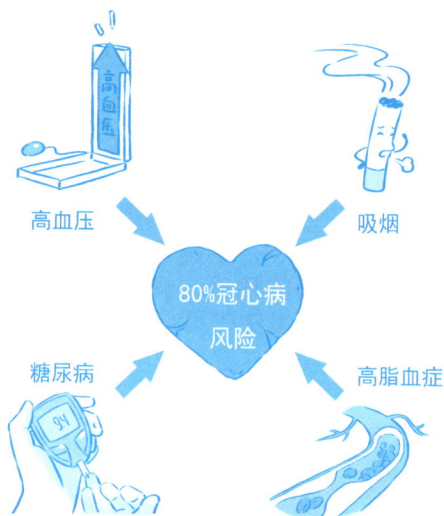

研究发现，自1960年以来，欧美已经有15个国家的居民心血管病死亡率下降了一半多，六成原因归功于对危险因素的控制。这说明控制危险因素可以阻止冠心病的发生发展。

那么，哪些人需要进行一级预防呢？既然是"治未病"，就包含所有还没患上疾病的人。

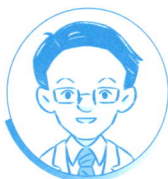

刘大夫

一级预防要怎么做呢？归为一点，就是保持健康的生活方式。说白了就是在衣、食、住、行等生活的方方面面都要采取健康的方式。

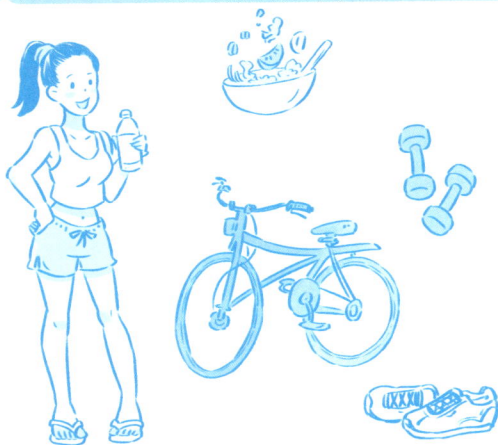

具体来说，预防心血管疾病的健康生活方式主要包括以下4点：健康饮食、体重控制、积极锻炼、戒烟限酒。

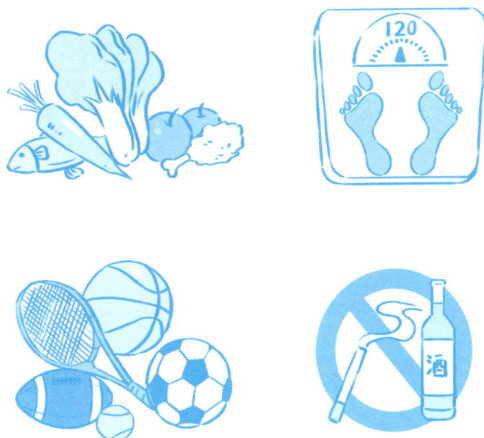

刘大夫划重点

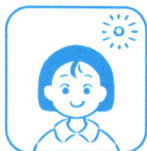

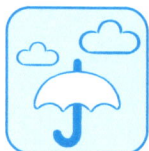

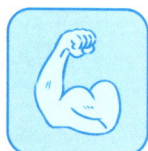

治未病 = 未雨绸缪 = 一级预防

心血管疾病
一级预防
=

健康饮食
+

体重控制
+

积极锻炼
+

戒烟限酒

脖子粗？可能是心脏在求救

王先生，36 岁，平时工作繁忙，压力较大，偶尔会胸闷不适，很担心自己会猝死。

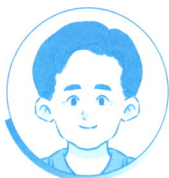

王先生

最近听说很多年轻人猝死，我心里很不舒服，会不会也有心脏问题？

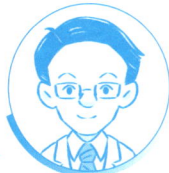

刘大夫

从您的检查来看，目前心脏没什么问题。其实，心脏疾病也会发出求救信号。

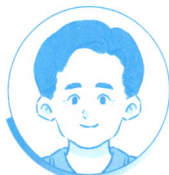

王先生

是吗？快给我说说！

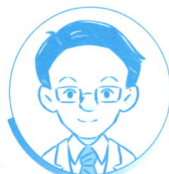

刘大夫

那就请馨馨来给您讲一讲。

馨馨

心脏疾病信号 1，就是脖子变粗。您不懂啥意思？看这就明白了！

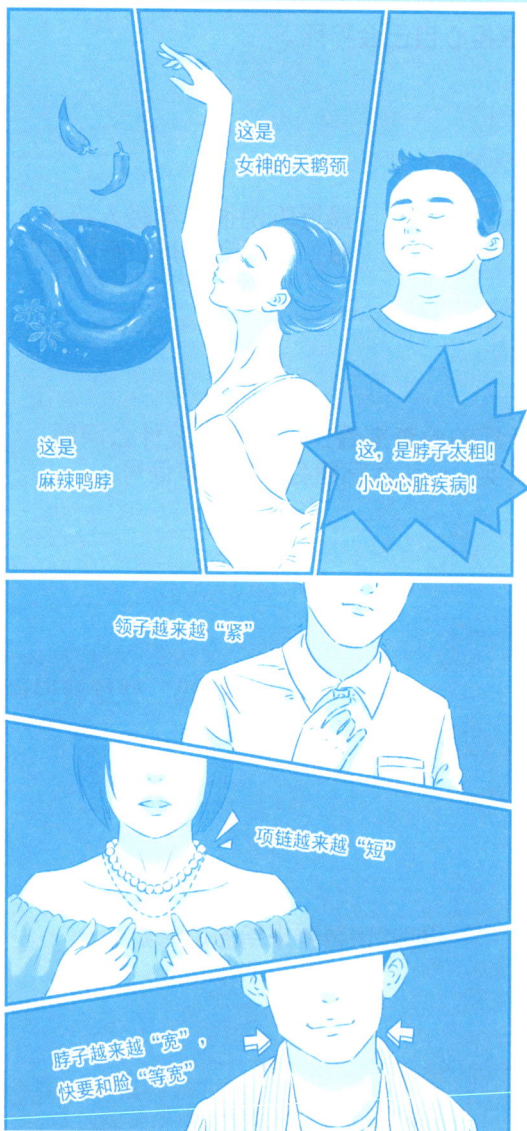

这是
女神的天鹅颈

这是
麻辣鸭脖

这，是脖子太粗！
小心心脏疾病！

脖子变粗，
心血管疾病
风险飙升。

领子越来越 "紧"

项链越来越 "短"

脖子越来越 "宽"，
快要和脸 "等宽"

脖子粗细 = 颈围大小，

体现了上身皮下脂肪的多少

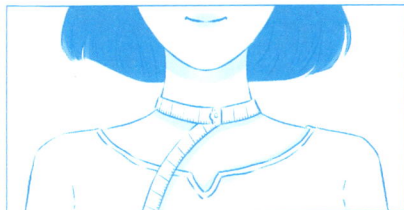

健康成年男性＜38 cm

健康成年女性＜34 cm

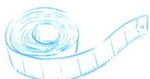

- 使用柔软的卷尺；身体站直，双眼平视前方
- 将卷尺水平放在脖子最细处绕一周进行测量，即脖子后面第七颈椎上缘（低头时摸到的颈后最突起处）至前面的喉结下方

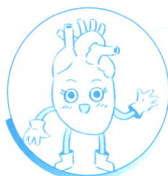

馨馨

心脏疾病信号 2，就是突然失眠。

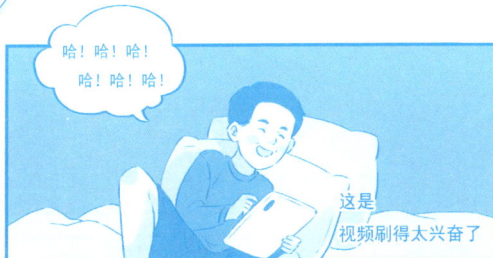

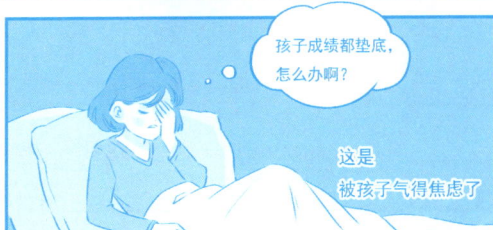

哈！哈！哈！
哈！哈！哈！

这是视频刷得太兴奋了

孩子成绩都垫底，怎么办啊？

这是被孩子气得焦虑了

毫无原因，怎么就睡不着了？

这？可能是心脏疾病害的！

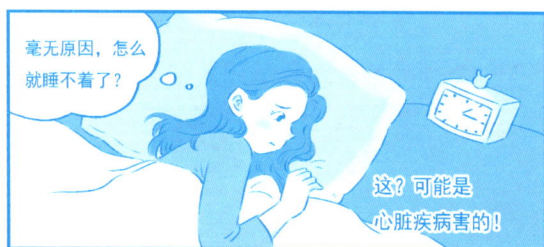

失眠和心血管疾病相互影响

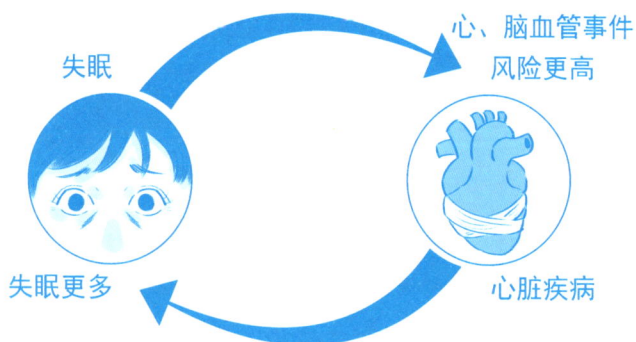

失眠

心、脑血管事件风险更高

失眠更多

心脏疾病

失眠可不只是睡不着

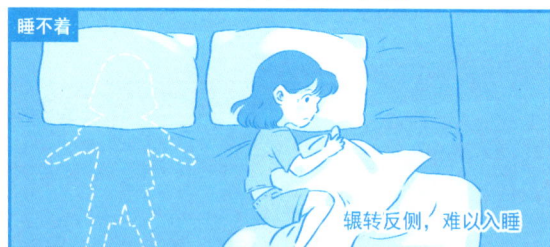

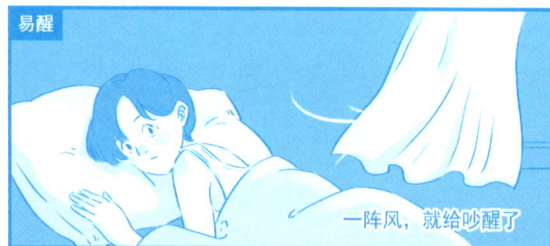

睡不着

辗转反侧，难以入睡

易醒

一阵风，就给吵醒了

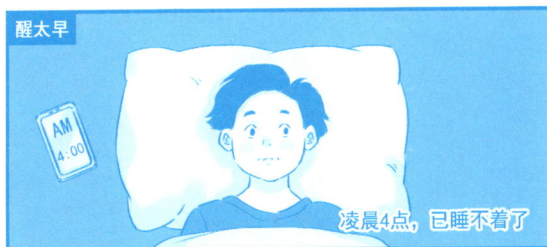

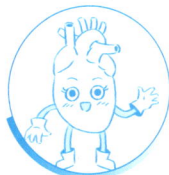

醒太早

AM 4:00

凌晨4点，已睡不着了

睡眠质量差

噩梦不断，根本睡不好

馨馨

来到心脏疾病信号3，就是感觉格外疲劳。

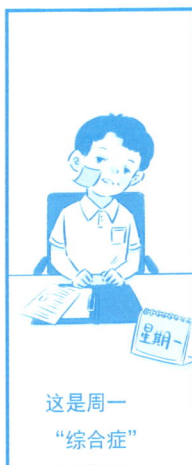

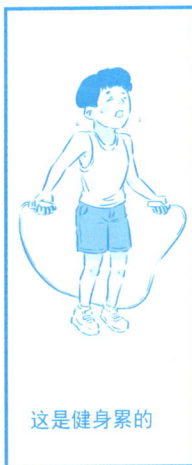

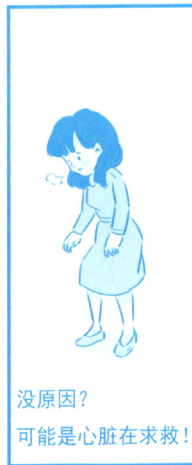

这是周一
"综合症"

这是健身累的

没原因？
可能是心脏在求救！

心脏多种疾病都可出现疲劳无力

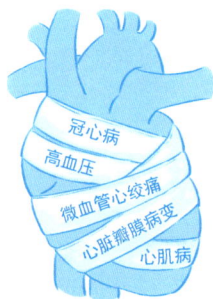

冠心病
高血压
微血管心绞痛
心脏瓣膜病变
心肌病

馨馨

心脏疾病信号 4，就是呼吸困难。

呼吸困难不一定是肺有问题，可能是心脏问题

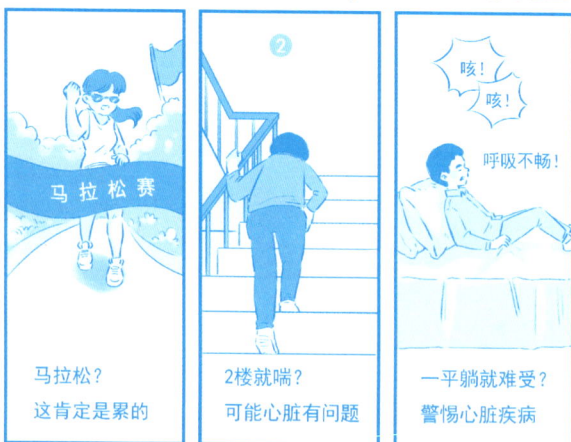

马拉松赛

马拉松？
这肯定是累的

2楼就喘？
可能心脏有问题

咳！
咳！

呼吸不畅！

一平躺就难受？
警惕心脏疾病

馨馨

别忘了，心脏疾病还有信号5，脸部浮肿。

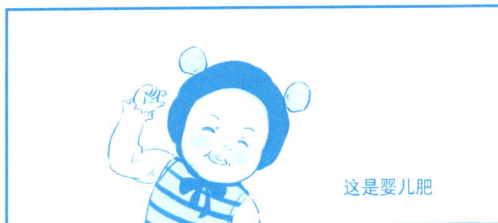

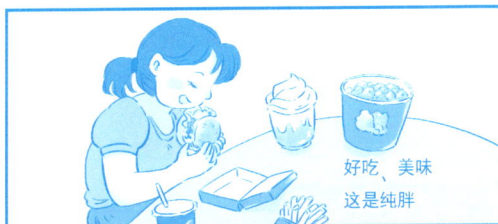

这是婴儿肥

好吃、美味

这是纯胖

一按一个坑？

肿了！赶紧查心脏！

馨馨

来来来，最后是心脏疾病信号6，嘴唇青紫。

烈焰红唇，
这是口红涂的

发紫发绀，
这是天气冻的

这？
可能心脏有问题！

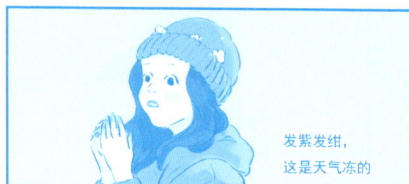

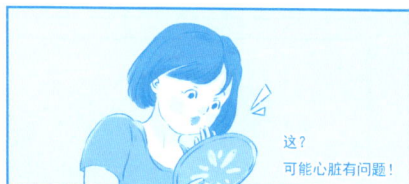

刘大夫划重点 ✎

- 心脏疾病不仅有胸痛、心慌等心脏部位的不适表现，还有很多心脏之外的表现。

- 脖子变粗、突然失眠、格外疲劳、呼吸困难、脸部浮肿、嘴唇青紫等，都有可能是心脏发出的"求救信号"。

- 若有以上一个或多个表现，应及时到正规医院做进一步检查，积极采取措施。

疏通血管、净化血液，你信了吗？

最近，门诊患者咨询了不少所谓养生秘籍，比如输液能疏通血管、稀释血液、降低血液黏稠度；吃醋有助于软化血管；净化血液可以美容、抗衰老等。刘大夫表示，这些全是谣言！

01 输液真的可以疏通血管，稀释血液、降低血液黏稠度吗？

刘大夫划重点 ✎

输液当下可以增加血容量，降低血液黏稠度，但输液结束，这些作用也会随之消失，不能持续地"稀释血液"。

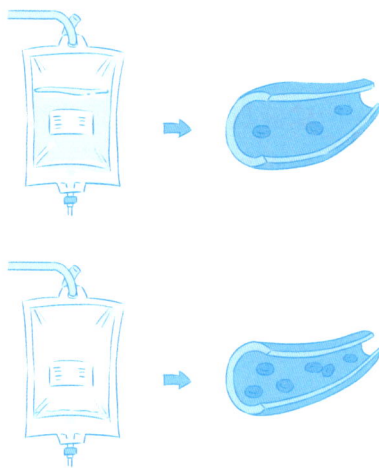

输液本身是有创操作，会增加血管损伤和感染风险。

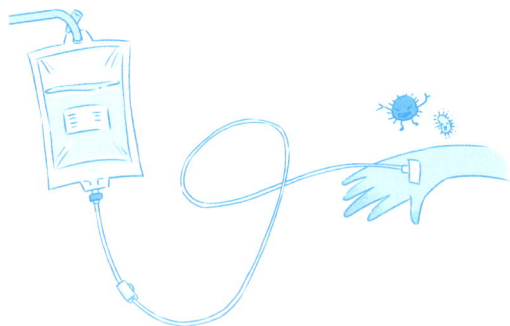

02 吃醋真的有助于软化血管？

刘大夫划重点

在体外,把钙浸泡在醋里的确可以被溶解。

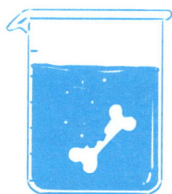

但醋对人体内的钙无能为力,对动脉粥样硬化斑块中的钙盐同样无可奈何。

CO_2即二氧化碳 H_2O即水

刘大夫划重点 ✎

　　醋具有一定腐蚀性，多喝会灼伤胃和食道黏膜。

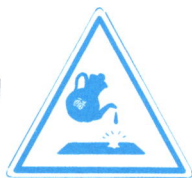

03 血液净化真的能美容、抗衰老吗？

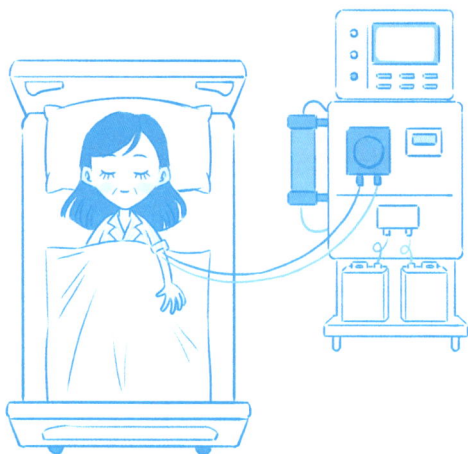

血液净化美容法真相：把血液从身体里抽出，往血液中加入臭氧再输入体内。

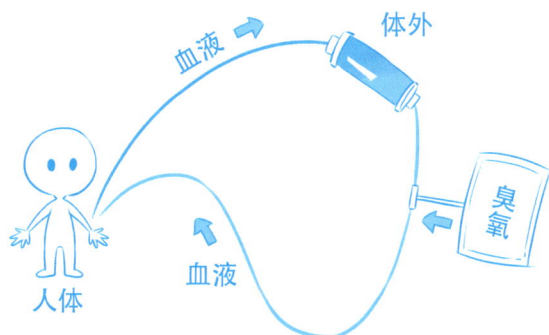

妥妥的"智商税"！

刘大夫划重点

　　"血液净化"是指血液透析、血液滤过、血浆置换等治疗措施，是重症疾病的治疗方法，在有专业资质的机构才能进行。

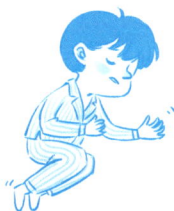

重症患者

☑ 药物中毒
☑ 电解质紊乱
☑ 肾衰竭
☑ 肝昏迷

刘大夫划重点 ✏

普通人不能进行"血液净化"！

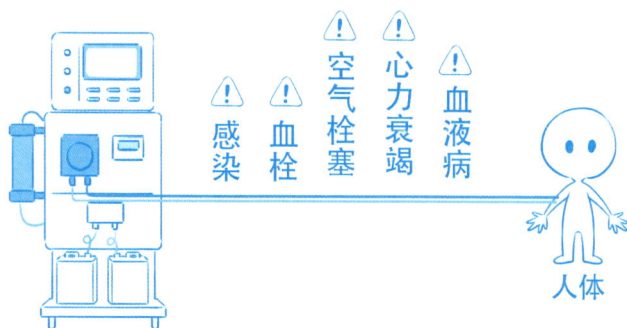

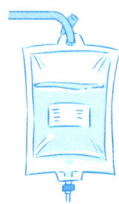

⚠感染 ⚠血栓 ⚠空气栓塞 ⚠心力衰竭 ⚠血液病

人体

输液疏通血管 ✖

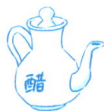

喝醋软化血管 ✖

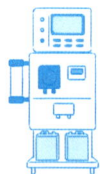

净化血液美容 ✖

新版膳食"红宝书"，教你怎么健康吃

2022年，新版的中国膳食指南已经出版。咦？好像是馨馨正在说快板，快来听听。

馨馨

竹板儿这么一打呀，别的咱不说，说一说健康饮食，怎、么、吃！

话说膳食指南，又叫红宝书，2022新版本，火热已出炉。

想问吃什么？想问怎么吃？下面请刘大夫给你说、一、说！

2022

中国居民膳食指南准则

食物多样，合理搭配
吃动平衡，健康体重
多吃蔬果、奶类、全谷、大豆
适量吃鱼、禽、蛋、瘦肉
少盐少油，控糖限酒
规律进餐，足量饮水
会烹会选，会看标签
公筷分餐，杜绝浪费

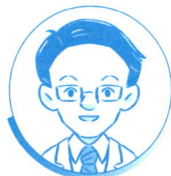

刘大夫

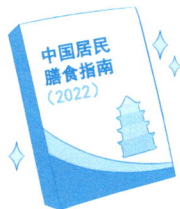

中国居民膳食指南（2022）

刘大夫

考考你，馨馨。你知道新版的膳食准则做了哪些更新吗？

当然知道啦！您看我都给涂蓝了！

馨馨

2016

中国居民膳食指南准则

食物多样，谷类为主

吃动平衡，健康体重

多吃蔬果、奶类、大豆

适量吃鱼、禽、蛋、瘦肉

少盐少油，控糖限酒

杜绝浪费，兴新食尚

2022

中国居民膳食指南准则

食物多样，合理搭配

吃动平衡，健康体重

多吃蔬果、奶类、全谷、大豆

适量吃鱼、禽、蛋、瘦肉

少盐少油，控糖限酒

规律进餐，足量饮水

会烹会选，会看标签

公筷分餐，杜绝浪费

刘大夫，第一条属于核心准则吧，可是新版的准则里第一条就改了！

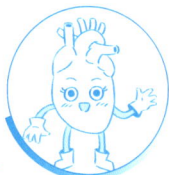

馨馨

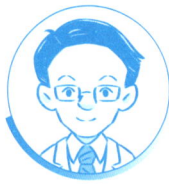

刘大夫

是的，"食物多样，合理搭配"作为核心准则，是指除了 6 个月以下的婴幼儿以喂养母乳为主，其他人群均需要多种食物的合理搭配才能满足营养需求。

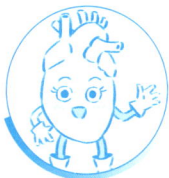

建议平均每日摄入 12 种以上食物，每周 25 种以上，合理搭配。

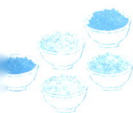

啊？那我是不是不该吃那么多主食啊？

馨馨

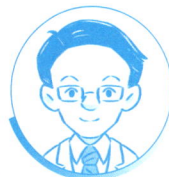

谷类虽然没在第一条准则里，但是我们的饮食还是以谷类为主，而且最好加入全谷物。

刘大夫

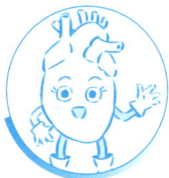

每天不吃早餐，也应该算规律进餐吧？

馨馨

规律用餐，是指定时、定量地进食三餐，不吃早餐可不健康。

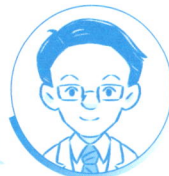

刘大夫

217

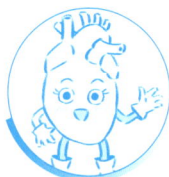

馨馨

刘大夫，我每天喝 3 大杯奶茶，饮水够足量吧？

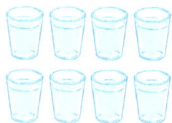

1500 ~ 1700毫升/日

足量饮水，是指每天 7 ~ 8 杯白开水，不是像奶茶这样的含糖饮料！

刘大夫

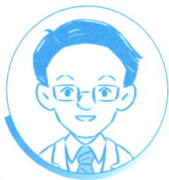

馨馨

那么，"会烹会选，会看标签"是什么意思呢？

提倡大家在家里吃，学习烹饪和掌握新工具，学会比较食品营养成分表和配料表，购买更健康的包装食品。

刘大夫

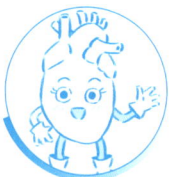

馨馨

我知道了，"公筷分餐"就是提倡大家用公筷，实行分餐制。

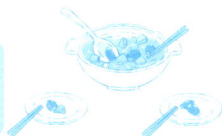

对的，这样有利于减少食源性疾病的发生和传播。

刘大夫

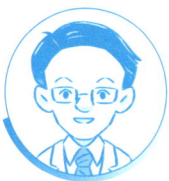

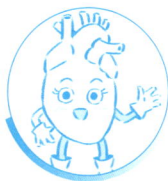

刘大夫，"红宝书"里这个宝塔，有什么用呢？

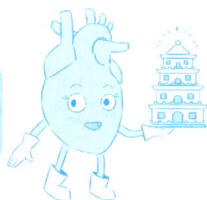

馨馨

这个宝塔叫膳食宝塔，看着它，你就知道每天应该吃什么，吃多少了。

刘大夫

中国居民平衡膳食宝塔（2022）

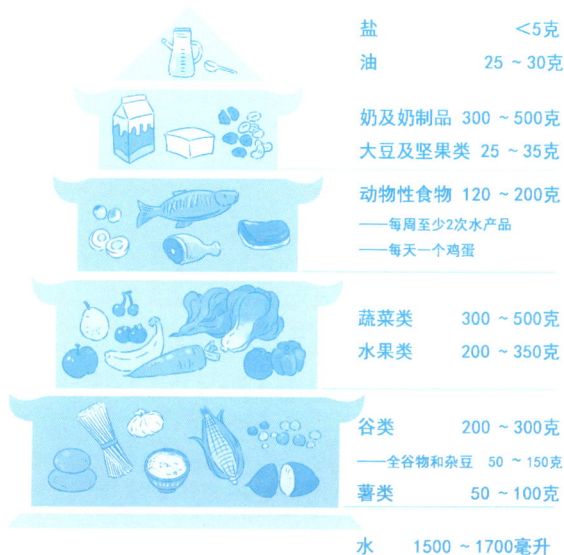

盐	<5克
油	25～30克
奶及奶制品	300～500克
大豆及坚果类	25～35克
动物性食物	120～200克
——每周至少2次水产品	
——每天一个鸡蛋	
蔬菜类	300～500克
水果类	200～350克
谷类	200～300克
——全谷物和杂豆	50～150克
薯类	50～100克
水	1500～1700毫升

每天活动6000步

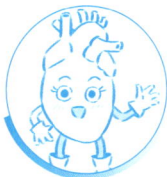

宝塔越往上，就越小，这跟吃多少也有关系吗？

馨馨

没错！宝塔一共分为 5 层，面积逐层递减，体现了 5 大类食物和推荐用量的关系。而整个宝塔的食物量，是按照轻体力活动的成年人一天所需的能量来建议的（1600 ~ 2400 千卡）。

刘大夫

我明白了！其实就是在"食物多样，合理搭配"的总原则下，饮食清淡、少油、少盐，以加入全谷物的谷类为主，多吃蔬菜水果、鱼虾类水产、大豆制品和奶类，对吧？

馨馨

你总结得真不错！

刘大夫

吸烟，心脏会发生什么？

刘大夫

小胡，你高血压3年了，建议你把烟给戒了，血压会更平稳的。

小胡

我知道的，刘大夫。

都说吸烟伤肺，对心脏能有啥影响？我爷爷吸烟不照样活到90岁！

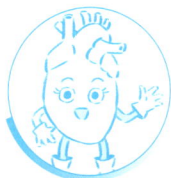

馨馨

这就错了，吸烟活到90岁，这是多幸运的人才会碰到的小概率事件啊。

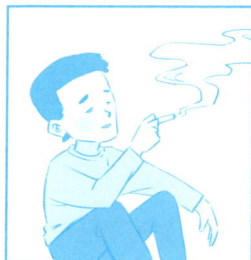

肺癌、心脏病、脑卒中　　　　　这就是
　　　　　　　　　　　　　　　　幸存者偏差

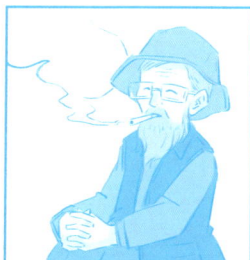

吸烟的人也会长寿。

小胡

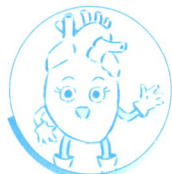

馨馨

"吸烟的人也会长寿"是错误的结论。

吸烟是全球过早死亡的
重要风险因素

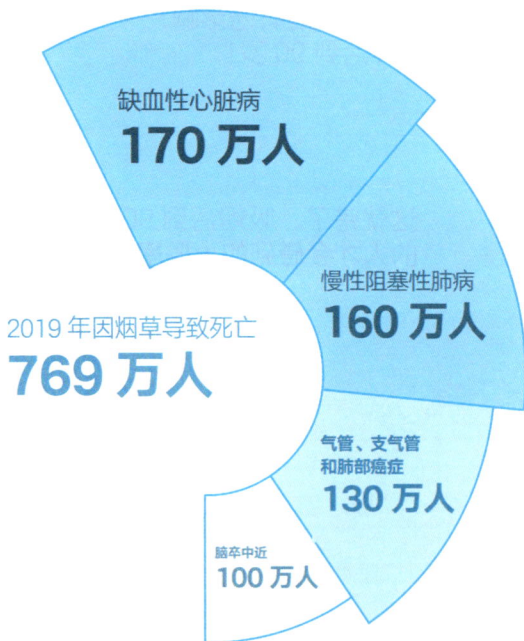

缺血性心脏病
170 万人

慢性阻塞性肺病
160 万人

2019 年因烟草导致死亡
769 万人

气管、支气管
和肺部癌症
130 万人

脑卒中近
100 万人

刘大夫划重点✏️

2019年，
我国吸烟导致的死亡为
240万人

50%以上 吸烟的人，
会因吸烟而死

烟民比从不吸烟的人，
短寿**10年**

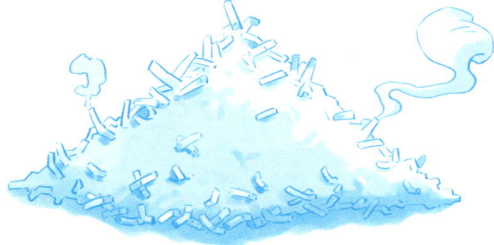

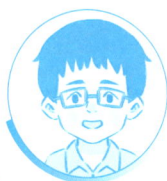

运气的事谁说得准！我只听说过吸烟对肺不好，哪有对心脏的危害呢！

小胡

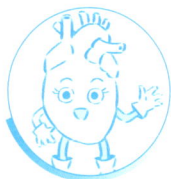

馨馨

吸烟的危害可不止是肺，烟民的心脏病发作比不吸烟的人更致命，不信你看！

吸烟者首次发病往往就是致命事件，比如心肌梗死、脑卒中。

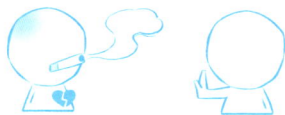

吸烟男性急性心肌梗死和脑卒中的发生风险增加 50%，心脏病发病提早 5 年。

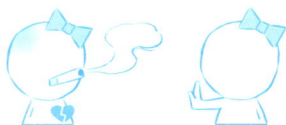

吸烟女性急性心肌梗死和脑卒中的发生风险增加 100%，心脏病发病提早 4 年。

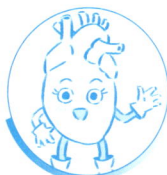

馨馨

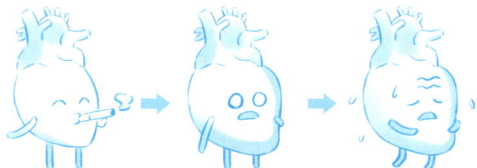

这是因为经常吸烟会导致心肌肥厚，减弱心脏的泵血功能。

心肌肥厚　心脏功能下降

心肌梗死没那么容易发生在我身上的。

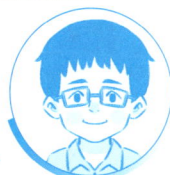

小胡

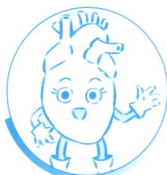

馨馨

吸烟可不只会引起心肌梗死，还和冠心病、心力衰竭、腹主动脉瘤等7种心脏病密切相关！

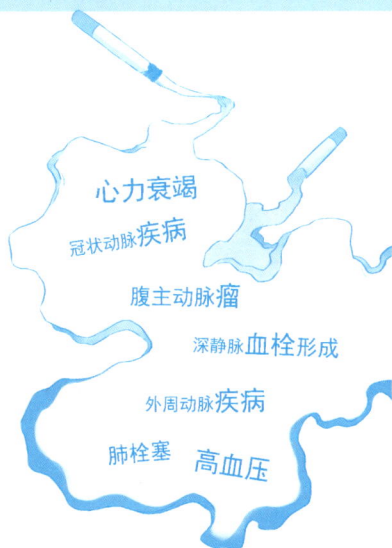

心力衰竭

冠状动脉疾病

腹主动脉瘤

深静脉血栓形成

外周动脉疾病

肺栓塞　高血压

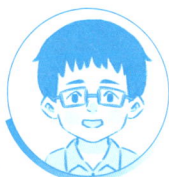

小胡

那……那我都吸烟好多年了，现在戒烟还有用吗？

馨馨

当然有用！任何时候戒烟都不晚，而且越早戒烟，越能减少吸烟带来的健康风险。

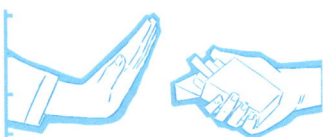

35 岁前戒烟，
死亡风险 = 从不吸烟的人

45 岁前戒烟，
吸烟额外增加的死亡风险下降 90%

45 ～ 64 岁戒烟，
吸烟额外增加的死亡风险下降 66%

可我还是没有信心能戒掉。

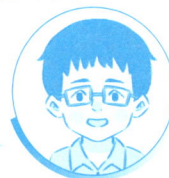

小胡

馨馨

没问题的。认识戒烟的重要性，建立戒烟的信心，做好戒烟的准备，可以一次性完全戒烟。

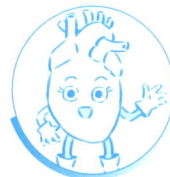

刘大夫划重点 ✎

戒烟小贴士

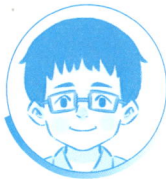

1. 杜绝诱发吸烟的情况

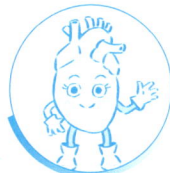

运动计划

2. 准备好对抗烟瘾

1. 宝宝嫌我口臭。

2. 烟太贵，省点。

3. ……

戒烟日 10月1日

3. 坚定戒烟信念

小胡

好！我一定要把烟戒掉！做好计划行动起来！

太好了！我相信你很快就能体会到戒烟的好处！

馨馨

健康的胖子？不存在！

新闻 我国超50%的成年人超重或肥胖

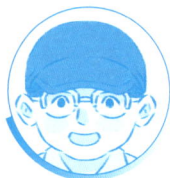

什么？怎么可能？

小钟

不用惊讶，您也是作"贡献"的一份子呀！

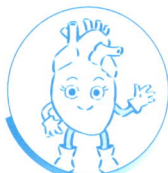

馨馨

我是微胖，正好！

小钟

这是误区，胖就是一种病，而且是慢性病。

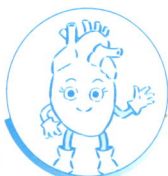

馨馨

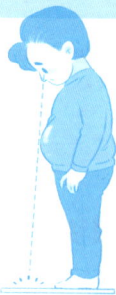

胖
是一种
让您看不到脚的病！

更残酷的是，
它是一种慢性进展性疾病！

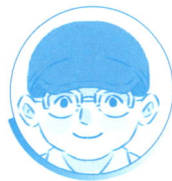

小钟

我真的不胖！1.72 米，70 千克，按体重指数算，我是正常体重！

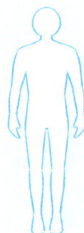 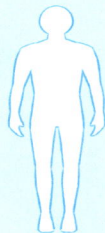 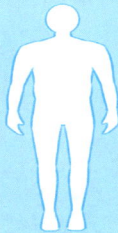

$$BMI = \frac{体重（千克）}{身高^2（米^2）}$$

18.5 ~ 23.9　　24.0 ~ 27.9　　≥ 28.0

正常　　　超重　　　肥胖

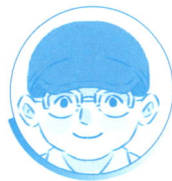

小钟

看吧，我的 BMI 才 23.7，正常着呢！

那可不一定，BMI 反映不出您肚子大呀！

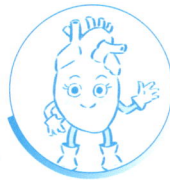

馨馨

向心型肥胖

中心型肥胖

腹型肥胖

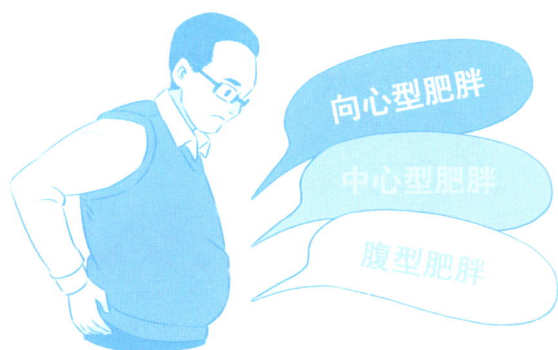

腰围是判断肥胖的第二种标准

自然站立，用软尺在肚脐上约 1 cm 的地方环绕一周测量腰围。

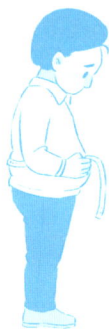

男性

腰围≥90 ㎝

女性

腰围≥85 ㎝

成人中心型肥胖

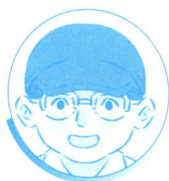

那就测下腰围，94 cm！腰围是大了点，但我的血压、血糖、血脂这些指标都正常啊，我还是很健康的！

小钟

馨馨

健康的胖子？听着就不大正确的样子，我得请教刘大夫。

小钟

刘大夫您说，有没有真正健康的胖子呢？

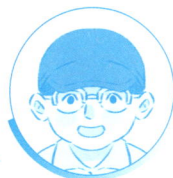

刘大夫

所谓健康的胖子，只是现在代谢指标正常，但他们未来发病的风险还是比一般人高很多。

肥胖与多种疾病有关

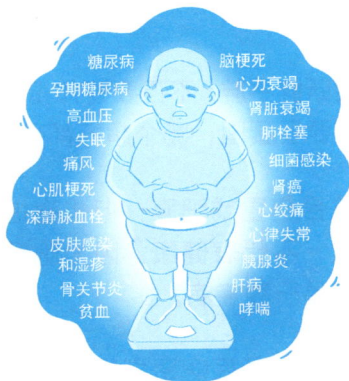

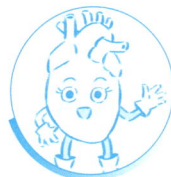

糖尿病
孕期糖尿病
高血压
失眠
痛风
心肌梗死
深静脉血栓
皮肤感染和湿疹
骨关节炎
贫血

脑梗死
心力衰竭
肾脏衰竭
肺栓塞
细菌感染
肾癌
心绞痛
心律失常
胰腺炎
肝病
哮喘

馨馨

所以说，一胖"百"病生，一胖毁所有。

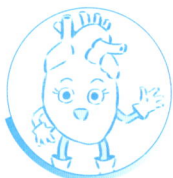

馨馨

刘大夫，现在很多女孩子追求"体重不过百"，这样对吗？

瘦 NO！NO！NO！

当然不对！

刘大夫

不胖不瘦才健康！

馨馨

刘大夫划重点 ✎

✔ 判断胖不胖，不但要看体重指数，还要看腰围，哪个超标都是胖。

✔ 符合超重或肥胖，但代谢指标正常，不代表健康，因为肥胖本身就是一种疾病。

✔ 肥胖与多疾病密切相关，维持健康的体重和正常的腰围，才是健康的身材。

减肥只做无氧运动有效吗？

小王，36 岁，体型偏胖，正在举铁。

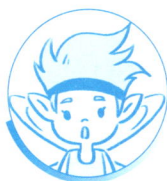

运动小精灵

这样减肥可不对！

是谁？谁在质疑我的减肥方式？

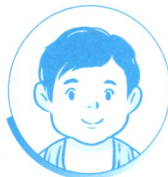

小王

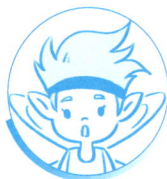

运动小精灵

运动小精灵就是我，好心指导你还不领情。我问你，你是不是想减肥？

你怎么知道！你会读心术吗？

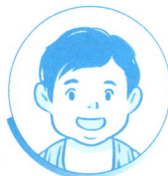

小王

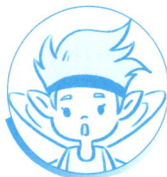

运动小精灵

哼，你要是想减肥，得多做有氧运动，光做无氧运动效果可不好。

233

小精灵，小精灵，对不起！你快教教我，有氧运动和无氧运动，都是什么呀？

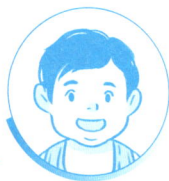

小王

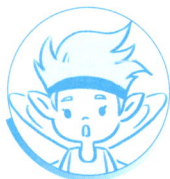

运动小精灵

看你认错态度不错，本精灵就发发善心。有氧运动就是氧气充分供应情况下进行的运动；无氧运动一般是高速剧烈运动，这时氧气的吸入量不能满足需要，要通过体内的无氧糖酵解来提供能量。

运动过度会肌肉疼痛，你知道是怎么回事吗？

我知道，生物课学过，糖酵解会产生乳酸，所以我每次在健身房锻炼后都浑身酸痛。小精灵，我说的对不对呀？

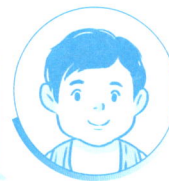

小王

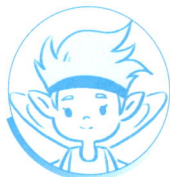

运动小精灵

对。有氧运动强度比较低，可以长时间进行，身体消耗的是糖分和脂肪；无氧运动虽然强度高，但只消耗糖分，所以啊，减肥还得以有氧运动为主。

小精灵，哪些运动是有氧运动，哪些运动是无氧运动呀？

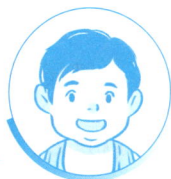

小王

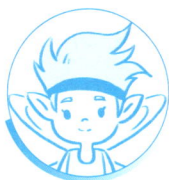

运动小精灵

慢跑、游泳、骑行都属于有氧运动，你做的肌肉训练和短跑属于无氧运动，不过，多数时候有氧运动和无氧运动都同时存在。低强度运动时有氧运动占主导，高强度运动时有氧运动和无氧运动同时存在。

刘大夫划重点

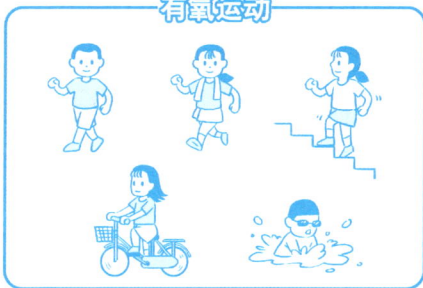

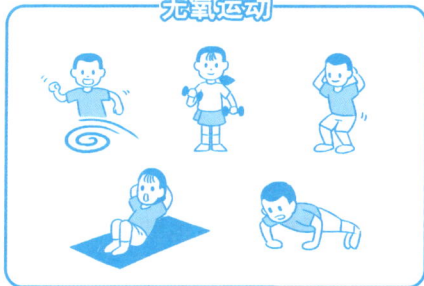

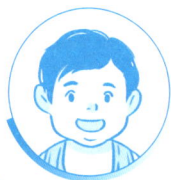

小精灵，你真是太厉害了，我听你的跑了一个月，瘦了 2.5 千克呢！有氧运动就是好，比无氧运动强多了。

小王

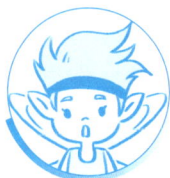

运动小精灵

有氧运动和无氧运动各有各的好处，才不是有氧运动更好呢。

刘大夫划重点✎

　　有氧运动可以增强肺活量和心脏功能；而无氧运动可以促进肌肉收缩，增强爆发力和肌肉力量，增加关节稳定性。因此，应该根据个体需求来选择运动类型。

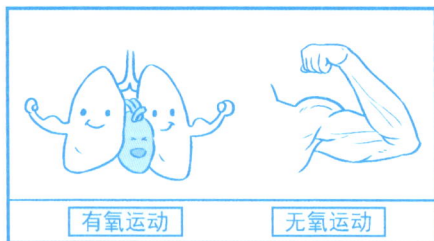

有氧运动　　　　无氧运动

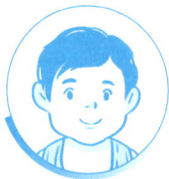

小精灵，你好厉害！我有个疑问，我爷爷有糖尿病，大夫建议他多运动来预防冠心病，那他该做哪种运动呢？

小王

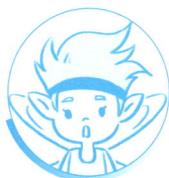

运动小精灵

呃，这个，这个……你等一下，我问问刘大夫。

您好！心脏更喜欢长期规律的运动，糖尿病、肥胖症、年老体弱的人应该以有氧运动为主，所以你爷爷应该多做有氧运动。

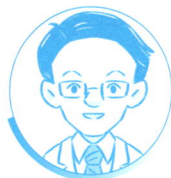

刘大夫

刘大夫划重点 ✎

适合多数人的运动量是每周至少 150 分钟中等强度的有氧运动。

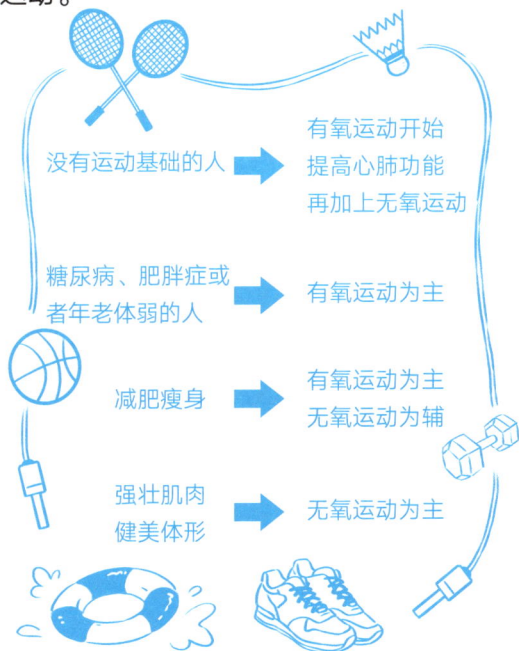

没有运动基础的人 ➡ 有氧运动开始
提高心肺功能
再加上无氧运动

糖尿病、肥胖症或者年老体弱的人 ➡ 有氧运动为主

减肥瘦身 ➡ 有氧运动为主
无氧运动为辅

强壮肌肉
健美体形 ➡ 无氧运动为主

存钱养老？不如存肌肉防老！

时光荏苒，转眼就到了毕业 50 周年同学会了。一向消瘦的老赵，刚跨进会堂大厅，一个趔趄，险些跌倒，幸好被同学老李扶住了。老李一看，老赵这是越来越瘦了，怕不是肌少症吧？老李不懂，但甚是担忧，还是赶紧到医院看看吧。

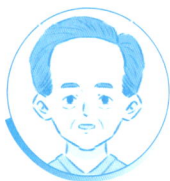
老赵

> 刘大夫，最近我体重下降挺多，还比较容易摔倒，这是怎么回事？

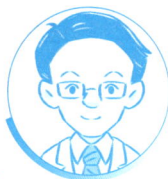
刘大夫

> 导致老年人摔倒的原因有不少，我们来做些检查看看。

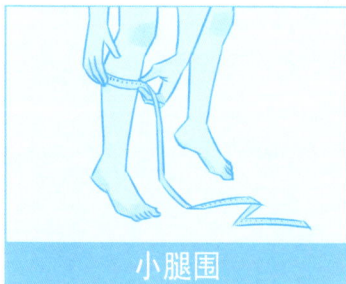
小腿围

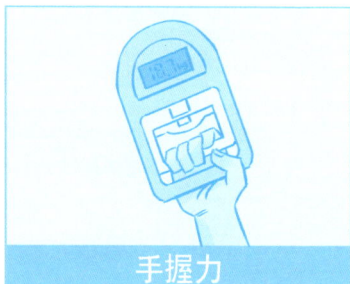
手握力

使用没有弹性的皮尺测量双侧小腿的最大周径。
男性＜34 厘米，
女性＜33 厘米。

男性＜28 千克，
女性＜18 千克。

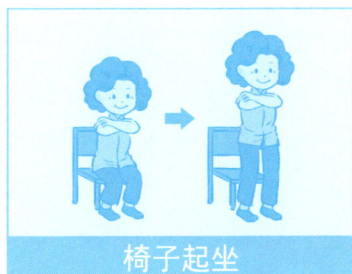

椅子起坐

双手抱肩交叉于胸前，
5次站起—坐下时间＞12秒。

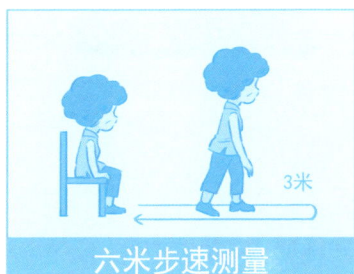

六米步速测量

3米

步速＜1米／秒，
总共用时＞6秒。

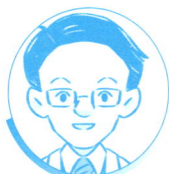

刘大夫

老赵，检查发现您患上了肌肉减少症。

这是什么病？

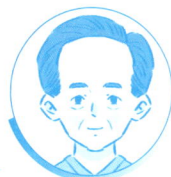

老赵

刘大夫划重点 ✎

肌肉减少症，简称肌少症，是指随着年龄增长，身体的肌肉质量和肌肉力量不断下降。

刘大夫划重点 ✎

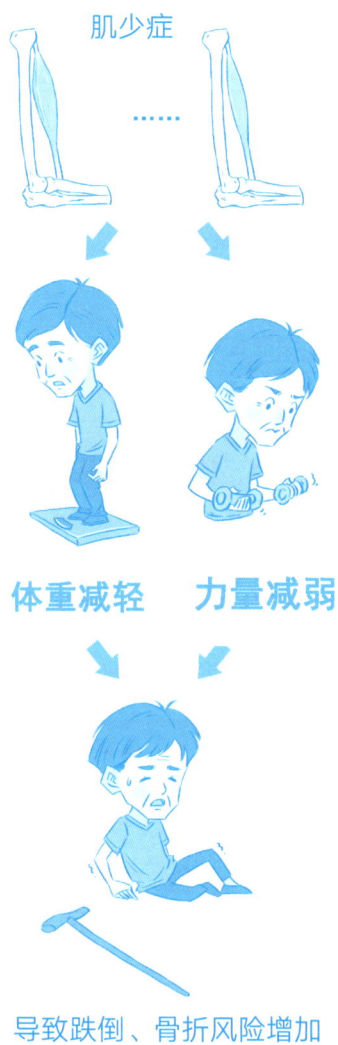

肌少症

......

体重减轻　　力量减弱

导致跌倒、骨折风险增加

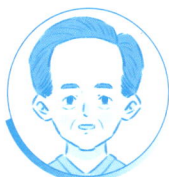

老赵

肌少症要怎么治?

可以通过锻炼和饮食两方面来预防和治疗。

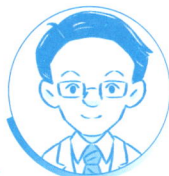

刘大夫

刘大夫划重点 ✏️

运动是获得和保持肌肉质量和肌肉力量最为有效的手段之一。

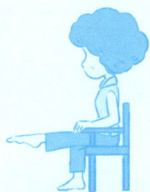

坐姿抬腿

坐在椅子前缘,双手扶椅,上身坐正,左腿抬起绷直,与地面平行,坚持5～10秒,再换右腿。

刘大夫划重点

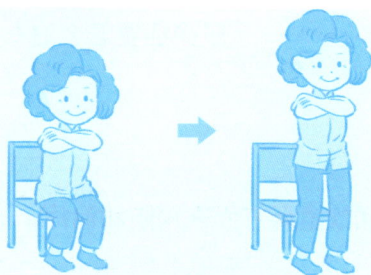

起立坐下

双手抱肩交叉于胸前，两脚分开，从椅子上站起来，再坐下去。

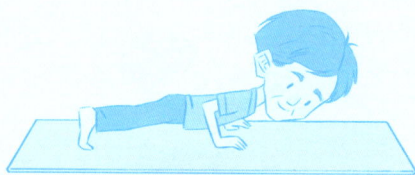

俯卧撑

根据体能选择双手撑墙、撑凳或撑地进行俯卧撑。

刘大夫划重点

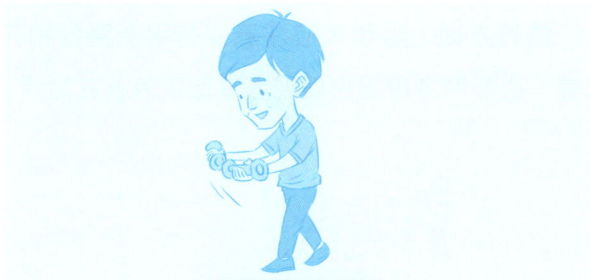

哑铃推举

使用小哑铃、矿泉水瓶或者弹力绳等，进行向上推举动作。

以上动作以 10 ~ 20 次为一组，每天做 3 ~ 4 组，每组之间可休息 1 ~ 2 分钟。建议隔天进行一次，一周 3 次。

刘大夫划重点 🖊

营养方面，老年人应注意保持平衡膳食和充足营养，必要时考虑蛋白质或氨基酸营养补充治疗。

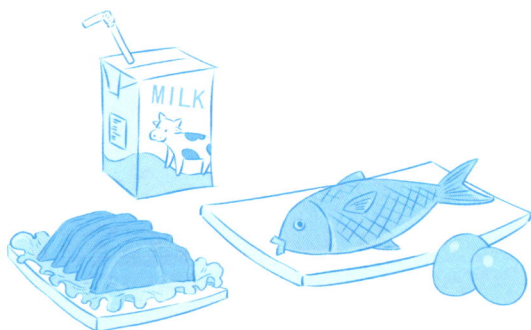

鱼、肉、蛋、奶制品

肌肉越锻炼越有力量，不论年少还是年老，动起来，别让肌少症找上您！

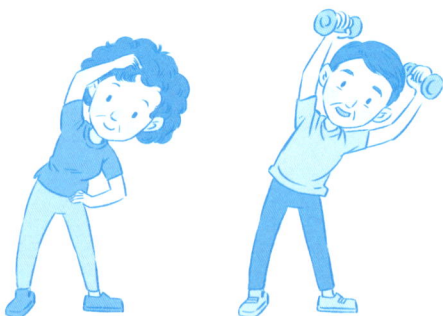

你熬过的夜，终将以健康买单

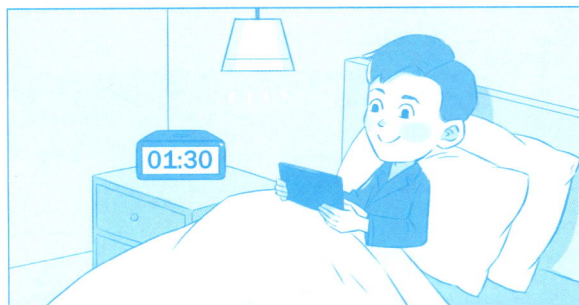

近3/4受访者曾有睡眠困扰

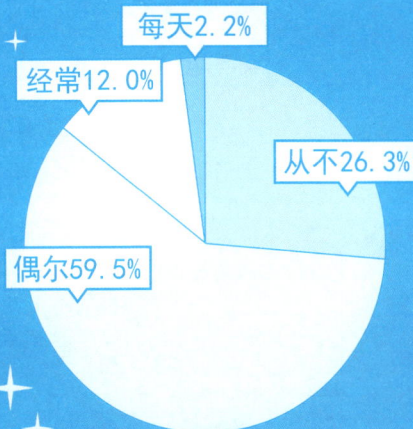

每天2.2%
经常12.0%
从不26.3%
偶尔59.5%

经常：最近3个月睡眠困扰出现频率≥3天/周；
偶尔：最近3个月睡眠困扰出现频率≤2天/周。

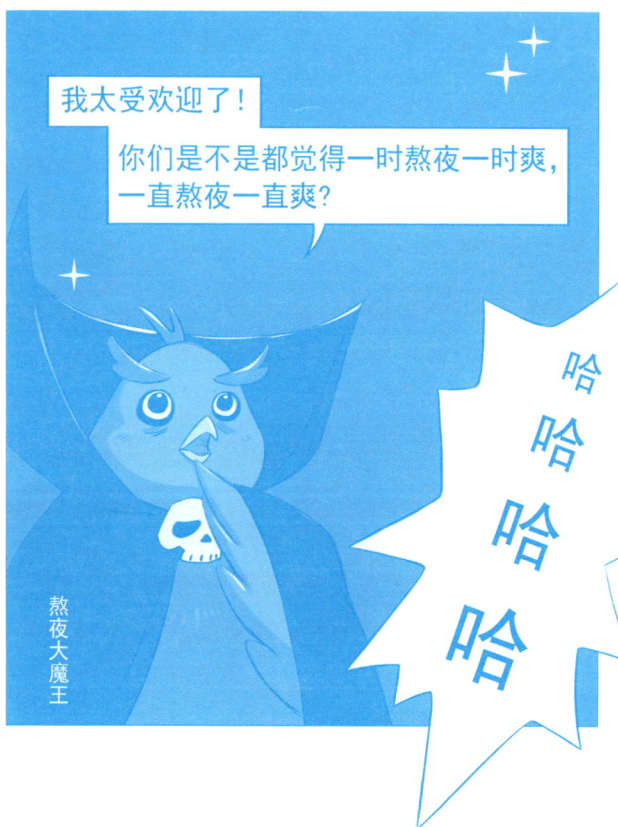

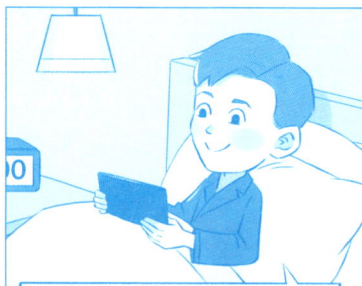

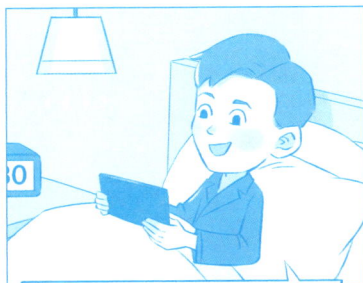

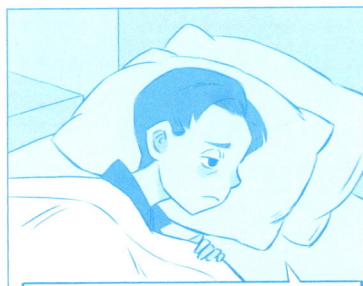

近七成居民晚睡与手机相关

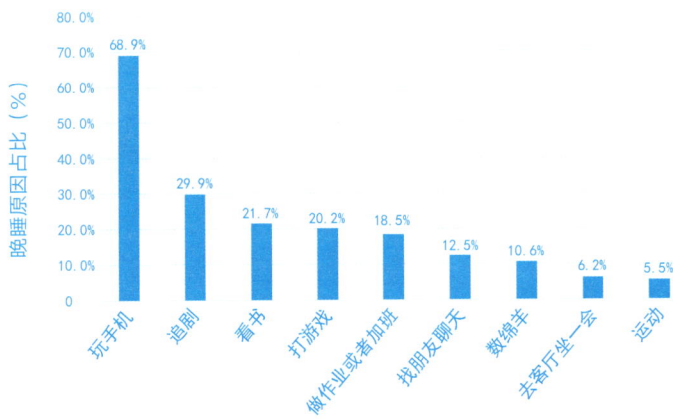

手机真是我的好帮手！

你以为玩手机的时间才是真正属于你的时间吗？

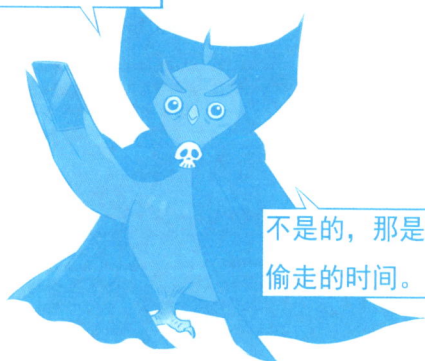

不是的，那是被我偷走的时间。

让我看看小李的健康存折余额还有多少。

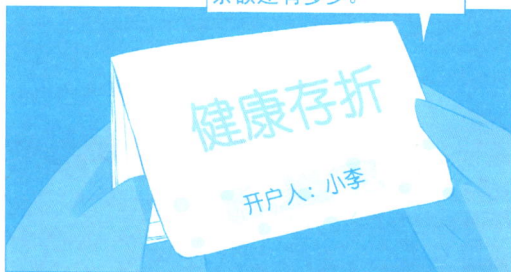

健康存折

开户人：小李

日期	存入	支取	原因
6日23日	0	大脑功能	熬夜
6月28日	0	免疫力	熬夜
7月6日	0	心血管健康	熬夜
7月15日	0	视力	熬夜
8月24日	0	肥胖	熬夜
⋯⋯	0	癌症	熬夜
⋯⋯	0	死亡	熬夜

刘大夫划重点 ✏

熬夜七宗罪

一、损害大脑功能

　　熬夜后往往难以集中精力，记忆力也比平时差，还可能出现头晕、头痛、失眠、抑郁、焦虑等病症。

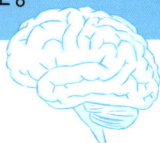

二、降低免疫力

　　熬夜后常常感觉很累，容易生病，这是因为睡眠不足会降低免疫力。

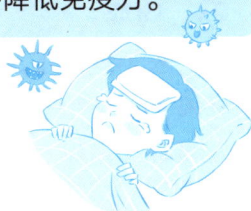

三、损伤心脑血管

　　长期睡眠不足，更易患上高血压、冠心病、脑卒中等心脑血管疾病。

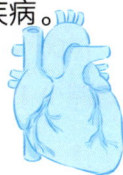

刘大夫划重点

四、易患眼部疾病

熬夜后会出现黑眼圈、眼袋或眼球上布满血丝，长期熬夜还可能导致视力下降、干眼症等眼部疾病。

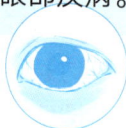

五、肥胖和糖尿病

睡眠不足的人患上肥胖和糖尿病的风险更高。

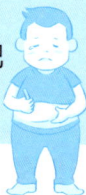

六、癌症

长期睡眠不足会导致多种癌症风险升高，包括结肠癌、胃癌、肺癌等。

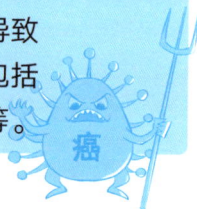

七、死亡

以上很多慢性疾病都可能增加死亡风险。研究发现，睡眠＜7小时/天，每减少1小时，死亡风险增加6%。

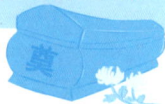

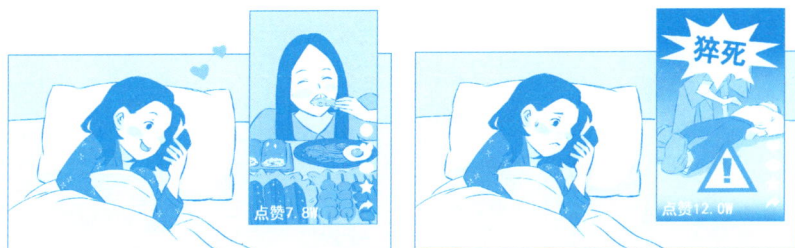

人啊，一边熬夜，一边愧疚，实际上是不敢面对真实的自己，不敢正视问题。这不就是他们最近常说的"精神内耗"吗？

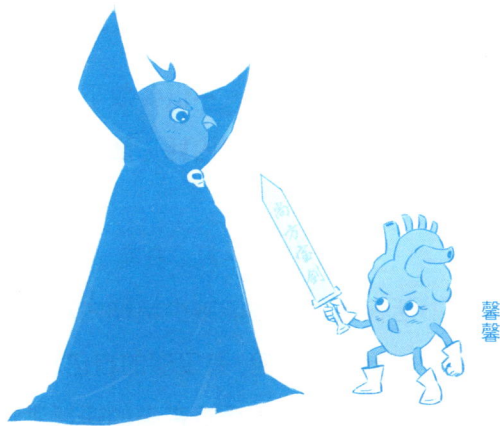

馨馨

大魔王，你说得倒是在理。

251

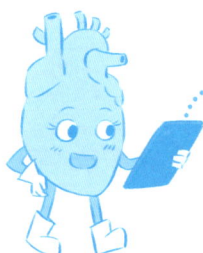

22:00
睡眠闹钟，每天

22:35
睡眠闹钟，每天

22:40
睡眠闹钟，每天

22:45
睡眠闹钟，每天

刘大夫划重点

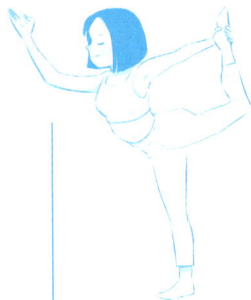

远离熬夜，不仅要放下手机，更重要的是摆脱精神内耗，面对内心，正视问题。

只有接受平凡、真实、自由的自己，活在当下，才能减少精神内耗。当精神世界不再贫瘠，有足够的自信和行动力，就不会沉迷于手机带来的短暂满足。重视自己的身体，远离熬夜。

刘大夫划重点 ✎

我们不太可能不需要对别人负责，也很难不回头看，因此，我们可能不是最快乐的人。但是，我们可以从回头看的过程中获得力量，学会放下，与过去和解，接纳当下的自己，放眼未来，自在喜乐。

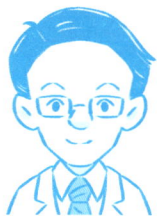

这个"睡眠杀手"要小心!

　　心内科门诊,患者不算多,马上就轮到来看血压升高的老赵了,但他却睡着了。老伴抱怨道,晚上没少睡,白天还是睡,呼噜打得震天响,还时不时突然断气,吓死个人。刘大夫一听,这很像阻塞性睡眠呼吸暂停呀。

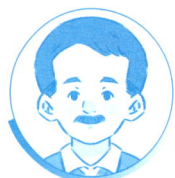

老赵

阻塞性睡眠呼吸暂停? 这是什么病?

正常人睡眠时,嘴巴闭着,空气可以顺着蓝色箭头很顺畅地进入鼻腔和呼吸道。

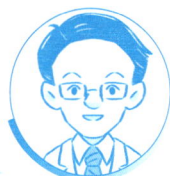

刘大夫

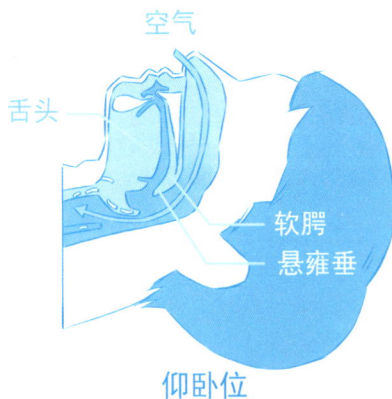

空气

舌头

软腭

悬雍垂

仰卧位

正常呼吸

但是！有些人睡着之后由于舌根或者软腭后移，咽喉部气道变窄；有些人由于鼻部疾病，睡眠时还会张嘴呼吸，导致咽喉部肌肉和软组织充血、水肿、肥大造成气道部分阻塞。

这时候，只有少量空气从鼻子和嘴巴进入肺部，空气通过气道狭窄部位时，就会发出呼噜声，这称为"低通气"。

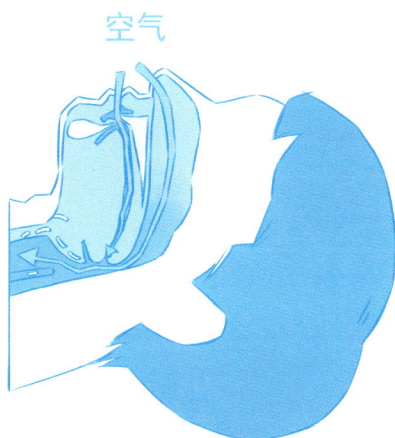

空气

仰卧位

低通气

气道部分阻塞

有些人更加严重，在低通气的过程中，气道甚至被完全阻塞。这时候，无论从鼻子还是嘴巴，都不能吸入和呼出空气，这就是呼吸暂停。

阻塞性睡眠呼吸暂停是指由于上呼吸道阻塞，在睡眠中过程反复出现呼吸暂停和低通气的现象。

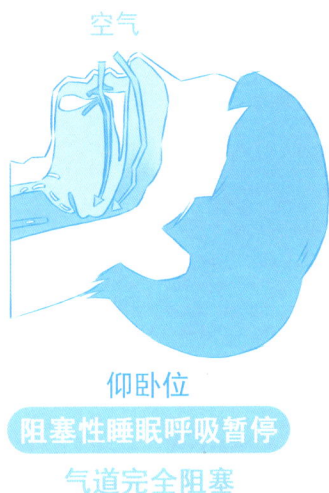

空气

仰卧位

阻塞性睡眠呼吸暂停

气道完全阻塞

2019年全球报告

阻塞性睡眠呼吸暂停患病率为24%，全球共超过10亿患者，其中我国占1.76亿。

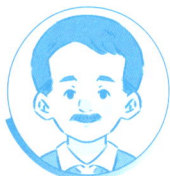

老赵

打呼噜的人可不少，不会都是这个病吧？

打呼噜不一定是阻塞性睡眠呼吸暂停。但是，我国患有此病的人数还真不少。

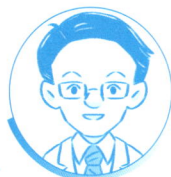

刘大夫

阻塞性睡眠呼吸暂停常常有以下症状：

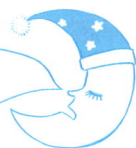

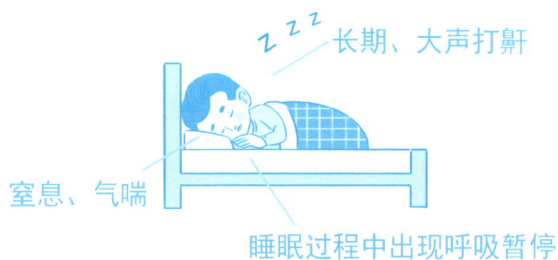

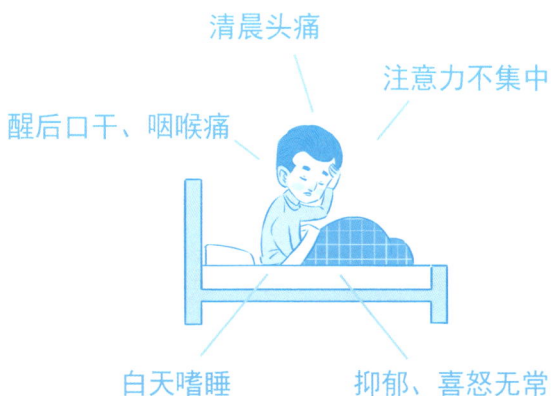

z z z 长期、大声打鼾

窒息、气喘

睡眠过程中出现呼吸暂停

清晨头痛

注意力不集中

醒后口干、咽喉痛

白天嗜睡

抑郁、喜怒无常

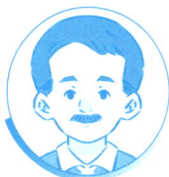

老赵

怎么知道我是不是患这个病呢?

阻塞性睡眠呼吸暂停筛查问卷可以评估患病风险,您的评估结果属于高风险。

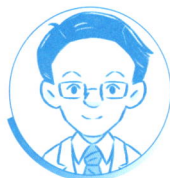

刘大夫

阻塞性睡眠呼吸暂停筛查问卷

1 您睡眠时会大声打鼾吗?声音大到关上门也能被听到那种。

2 您白天会感到特别疲乏无力或很想睡觉吗?

3 有人看到过您在睡眠过程中呼吸停止的情况吗?

4 您有血压升高吗?或是否有高血压?

5 您的体重指数是否超过35 kg/m²?

6 您的年龄是否大于50岁?

7 您的颈围:男性大于43 cm? 女性大于40 cm?

注:如果超过3项回答"是",提示阻塞性睡眠呼吸暂停高风险,建议您到医院进行专业评估和检查。

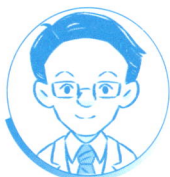

刘大夫：建议您去呼吸科做多导睡眠监测，这个检查需要带上仪器在医院睡一个晚上。仪器会通过导线收集数据，监测您在睡眠过程中是否有呼吸暂停、暂停的次数和时长等指标，这些指标可以诊断您是否患有阻塞性睡眠呼吸暂停。

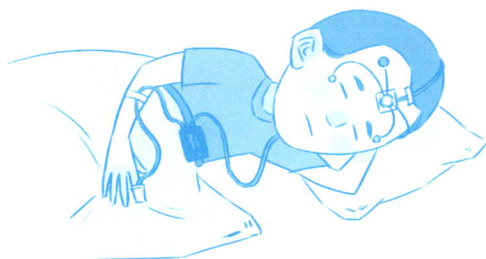

多导睡眠监测图示

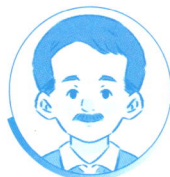

老赵：阻塞性睡眠呼吸暂停和我的血压升高有关系吗？

刘大夫：您的血压控制不好，很有可能与阻塞性睡眠呼吸暂停有关系。

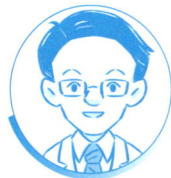

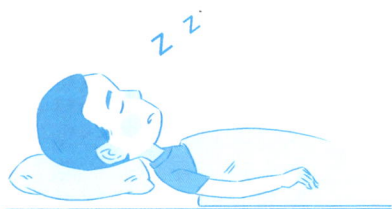

睡眠过程中反复发生呼吸暂停

身体间歇性缺氧

交感神经过度兴奋

心率增加、心肌收缩力增强

血压升高

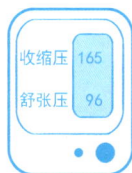

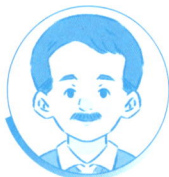

老赵

刘大夫，检查结果出来了。我真的患上阻塞性睡眠呼吸暂停了，这能治吗？

不用担心，如果病情比较轻，通过自我调整就可以缓解；如果病情比较重，就需要专业治疗了。

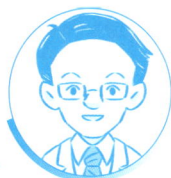

刘大夫

1. 减轻体重

肥胖时，脖子会变粗，咽部脂肪增多，更容易导致气道变窄。

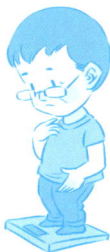

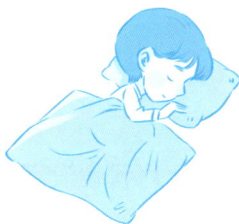

2. 保持侧卧

仰卧时舌头和下颌可能压迫喉咙后部，使气道变窄，侧卧则不易堵住气道。

3. 远离烟酒，睡前慎服镇静药

吸烟、饮酒、睡前服用镇静或安眠药物均会增加睡眠呼吸暂停的发生风险。

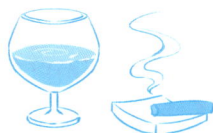

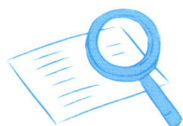

4. 查找病因

有鼻部疾病者，需进行针对性治疗。

5. 气道正压通气治疗

睡觉时通过佩戴便携式呼吸机，保持气道通畅，从而减轻症状和改善睡眠质量。

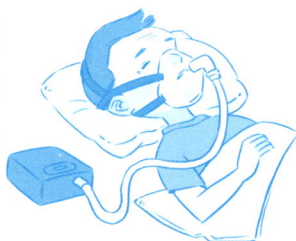

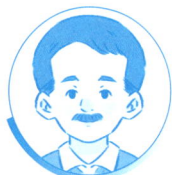

老赵

谢谢您的讲解，了解之后我也没那么担心了。

刘大夫

不用谢，先试试用自我调节的方法缓解阻塞性睡眠呼吸暂停的症状，症状缓解后，您的血压也会好转。

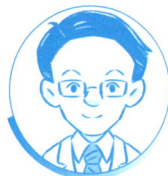

压力大到崩溃，你可以这样做

成年人的世界，从来没有容易可言。

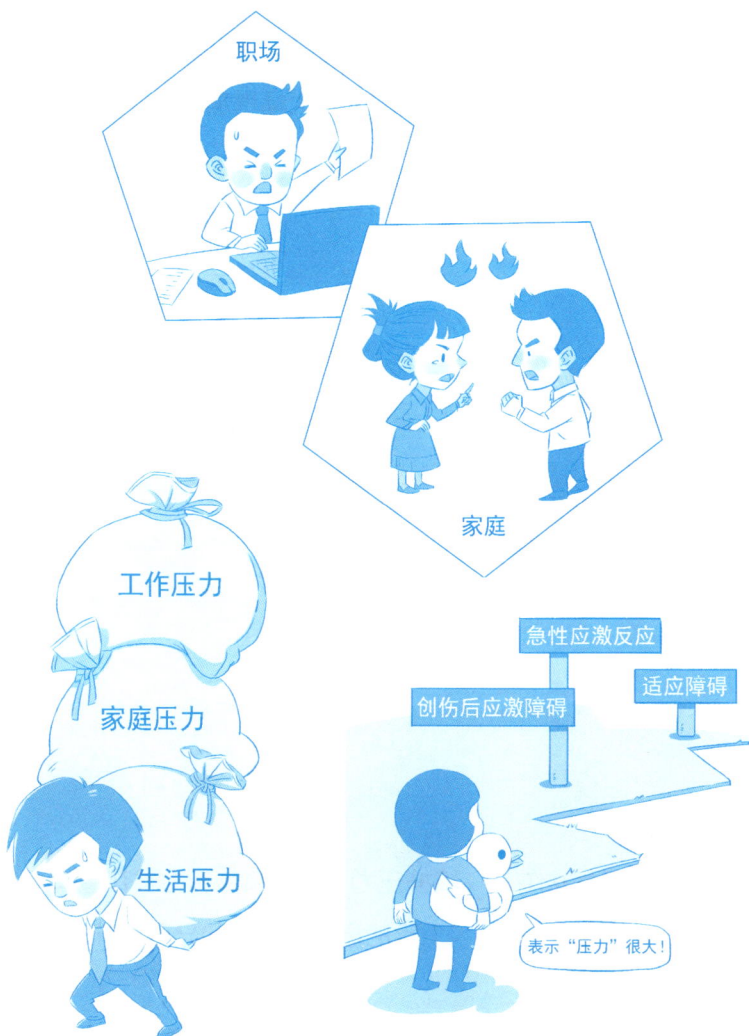

职场

家庭

工作压力

家庭压力

生活压力

急性应激反应

适应障碍

创伤后应激障碍

表示"压力"很大！

瑞典一项研究显示

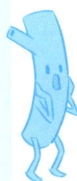

患有压力相关疾病的人，在诊断1年内，尤其是半年内，发生心血管事件的风险大幅增加。

心血管疾病风险

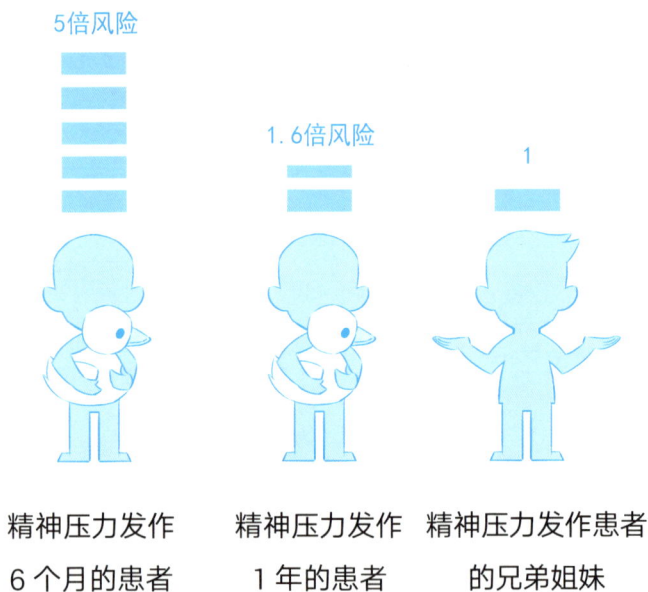

5倍风险

1.6倍风险

1

精神压力发作
6个月的患者

精神压力发作
1年的患者

精神压力发作患者
的兄弟姐妹

压力常见又可怕，
如何排解压力呢？

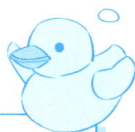

处 方 笺

临床诊断：**压力山大**

R:

治疗的艺术来自自然，
而不是医生。

　　回想一下，您有多久没去过公园？多久没有被绿树环绕？多久没听过大海的浪涛声、泉水的叮咚响和小鸟的叽喳叫了？

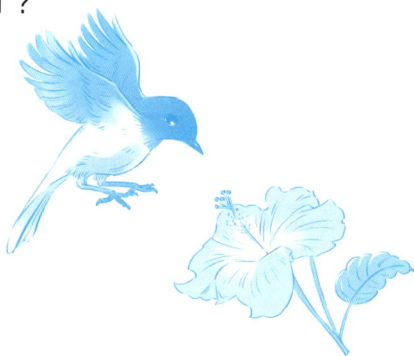

研究发现，接触绿色空间对健康有多重益处，包括降低血压和胆固醇，以及降低糖尿病、卒中、哮喘、心脏和整体死亡风险。

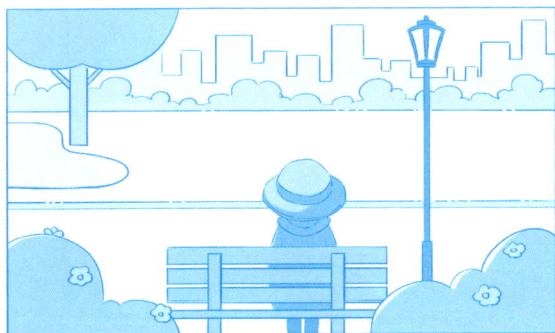

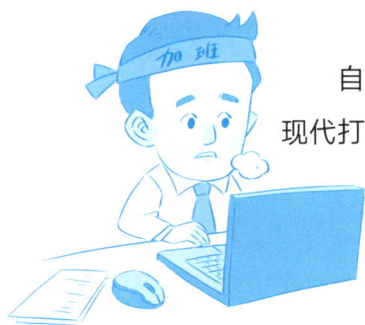

自然虽然有助于减少压力，但现代打工人，如何亲近大自然呢？

如果有少许空闲时间，动动手指，从导航软件找到最近的公园，去逛逛。

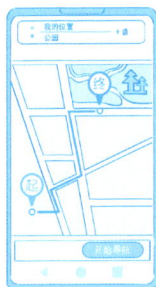

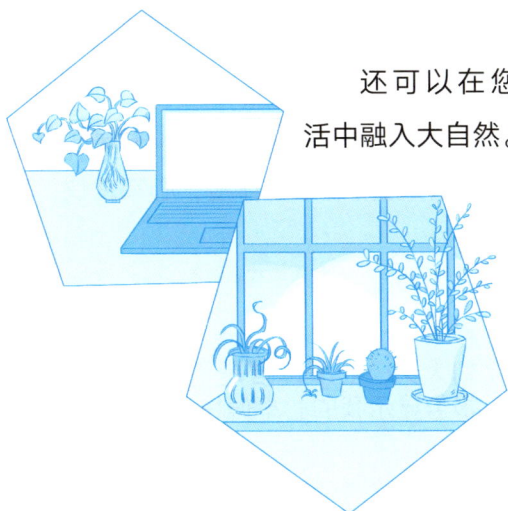

还可以在您的生活中融入大自然。

放慢脚步，偶尔停下来欣赏周围的美好，不仅能舒缓压力，对未来更有帮助，Slow is fast！

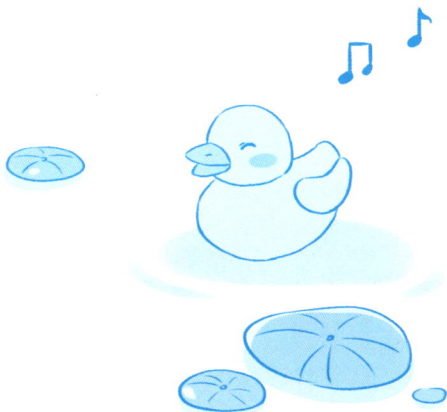

脉搏太快，寿命就短？

老李，男，63岁。看到一个视频说：人的心跳是定数，心跳快，死得快。这不，他前段时间刚做过体检，心率略快，真的命不长吗？这可怎么办？

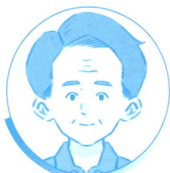

老李：刘大夫，心率越慢是不是就越长寿？体检报告显示我的心率偏快，是不是不太好呢？

刘大夫：根据体检报告显示，您的静息心率还在正常范围内，不用太担心。

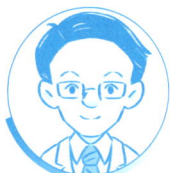

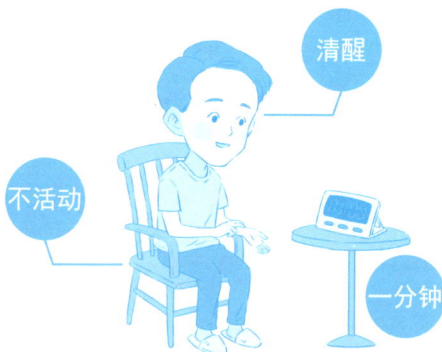

静息心率 正常范围 60 ~ 100 次 / 分

刘大夫划重点

我国开滦研究发现，静息心率在 80 次 / 分以上的人群，死亡风险增加 1.86 倍。

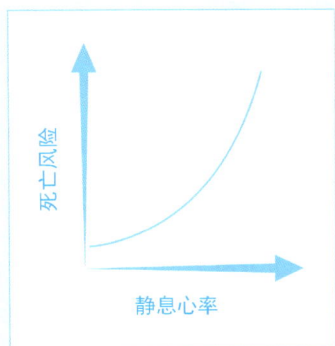

静息心率越高，死亡风险越高。

研究发现，静息心率在 50 ~ 80 次 / 分更为健康。

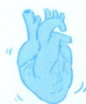 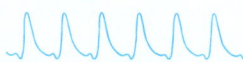

心脏　　　心跳慢　　　死亡

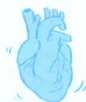 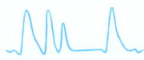

心脏　　　心跳快　　　死亡

两位健康的人，身体素质、年龄和血压等情况完全相同，静息心率较高的那位寿命可能更短。

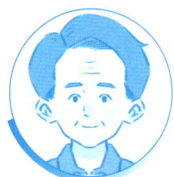

老李

那人这辈子心跳是不是有个定数？

按照平均心率为 60 ~ 70 次 / 分，预期寿命在 70 岁左右，那么心跳总数在 20 亿次左右。这种心率和预期寿命的关系，很可能是有规律的。

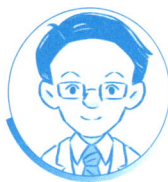

刘大夫

$$60 \sim 70\text{次/分} \times 70\text{岁} \approx 20\text{亿次}$$

平均心率　　　　　预期寿命

　　有趣的是，类似的规律在其他动物身上也能看到。

　　很多哺乳动物一生平均心跳次数大致相同，根据它们的静息心率和预期寿命，可以绘制出一条固定斜率的斜线。

　　不过，人类寿命没有遵照这个斜率，这可能是由于科学、医学和社会发展使人类寿命实现了突破。

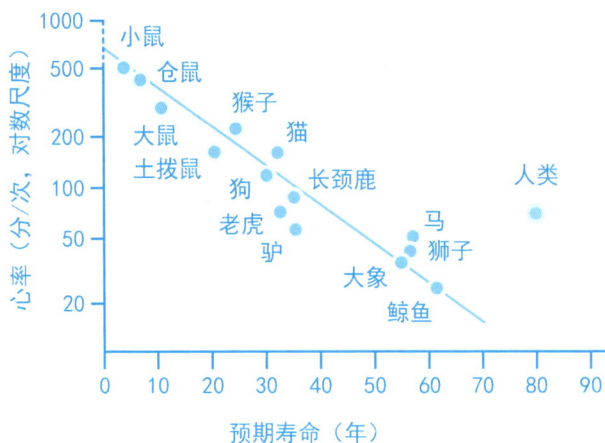

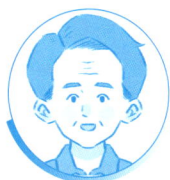

老李

那我的心率偏快，是不是很不好？

我刚才给您测量脉搏是 86 次 / 分，您没有冠心病、高血压，这个心率还是可以的。

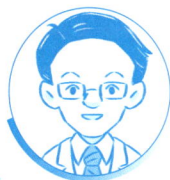

刘大夫

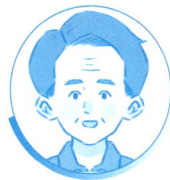

老李

按您说的，静息心率在 50 ~ 80 次 / 分更健康，那我需要吃药降低心率吗？

您的心率在正常范围内，不需要服药降低。不过，您可以通过运动来降低静息心率。

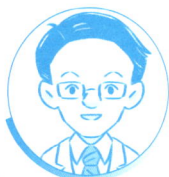

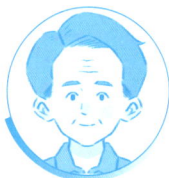

刘大夫

刘大夫划重点 ✏️

运动是降低静息心率的最佳方式。

长期规律运动

↓

抑制交感神经系统过度兴奋，

加强心肺功能

↓

降低静息心率

我也可以自测脉搏吗？

老李

当然。不过，自测脉搏时除了关注每分钟的搏动数，还应该关注脉搏的节律和强弱。

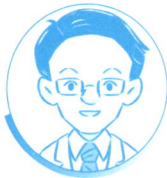

刘大夫

刘大夫划重点 ✎

如何自测脉搏

测量前

休息一会，保持情绪稳定。如果喝了热水、情绪激动或者运动刚结束，应休息5分钟再测量。

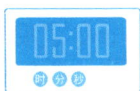

测量时

用食指和中指的指腹搭在手腕外侧或者脖子外侧动脉搏动部位，手指轻轻施加少许压力，感觉动脉在搏动就可以。

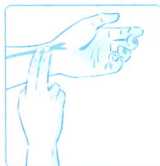 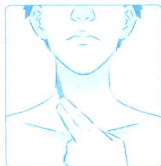

桡动脉脉搏　　　　颈动脉脉搏

利用手机秒表或计时器计数1分钟脉搏跳动的次数，计算出每分钟的脉搏数。

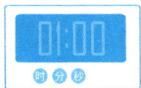

脉搏可以反映您的健康状况和提示某些疾病的存在。如果没有明显诱因突然出现脉搏过快或者过慢，又或者脉搏不整齐，都应该及时就医。

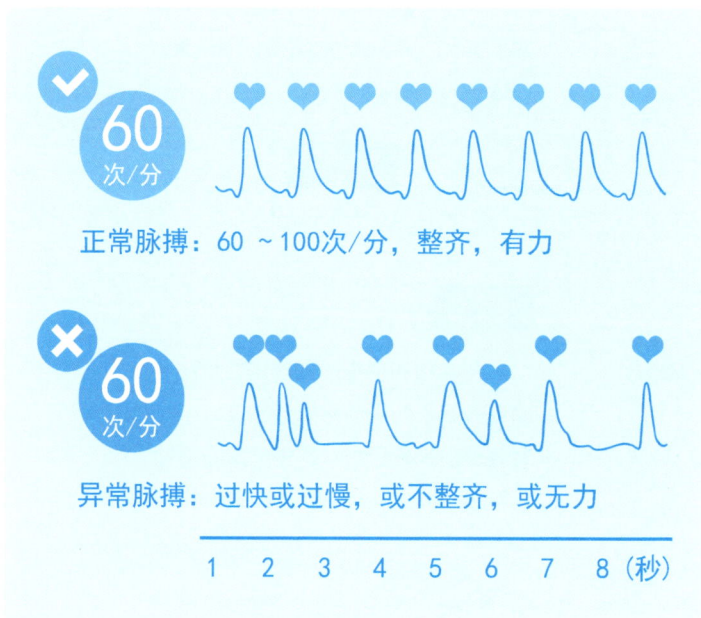

正常脉搏：60 ~ 100次/分，整齐，有力

异常脉搏：过快或过慢，或不整齐，或无力

1 2 3 4 5 6 7 8 (秒)

正常脉搏和异常脉搏

另外，通过运动手表显示的脉搏，还可以评估运动情况。

潜在最大心率 **=** 220 **—** 年龄

中等强度运动心率 **=** 潜在最大心率 **×** 70% ~ 80%

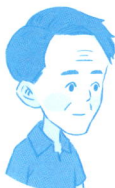

潜在最大心率 =220-63=157 次 / 分

中等强度运动心率 =110 ~ 125 次 / 分

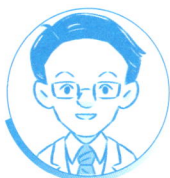

63 岁

刘大夫

总之，脉搏是人体基本生命体征之一，平时自己测量脉搏可以了解健康情况。

如果脉搏在速度或者节律上有问题，应该及时到心内科就诊。

明白了，谢谢您！

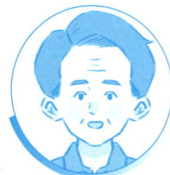

老李

守好口腔卫生关，莫让病从口入

先别睡呀！你还没刷牙呢，再不刷牙，心脏就要遭殃了！

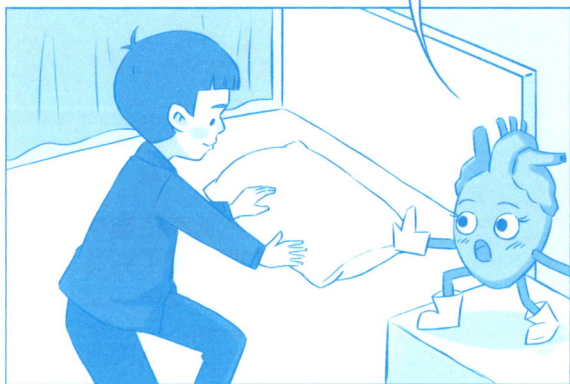

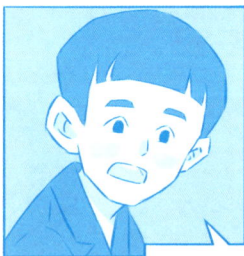

牙齿和心脏八竿子打不着，你可别吓我。

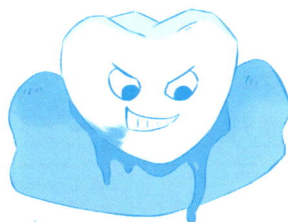

我是牙周炎，嘿嘿，
心脏离得再远，我也能够得着！

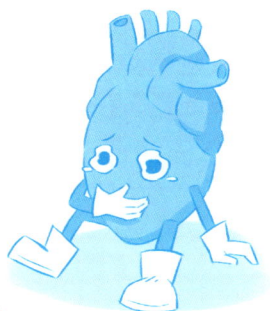

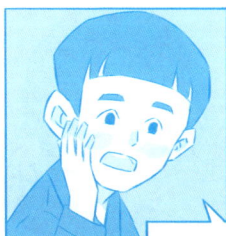

什么？之前体检我好像
就有牙周炎，它跟心脏
什么关系？

牙周病是最常见的口腔问题，全球患病率高达45% ~ 50%，已成为全球第六大流行疾病。

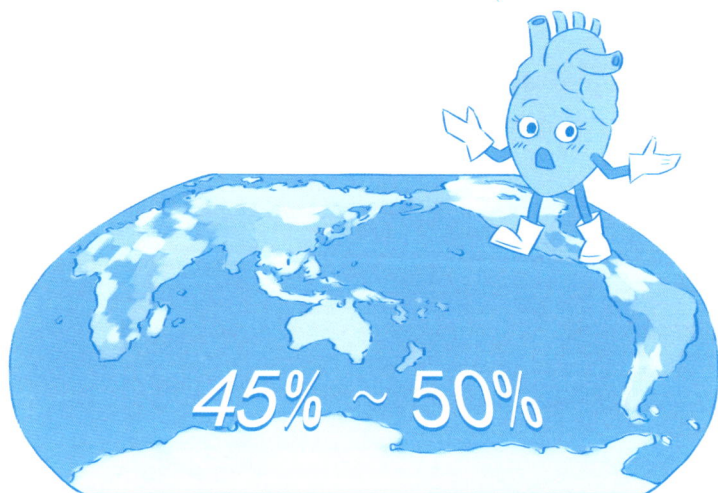

45% ~ 50%

你有牙龈出血、咬合无力、牙齿松动移位，甚至脱落吗？这是牙周炎的常见表现。

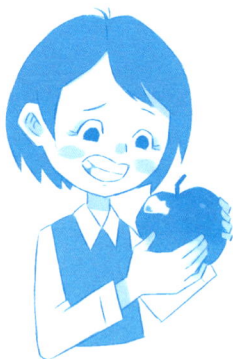

我国中老年人牙周健康有待提升。

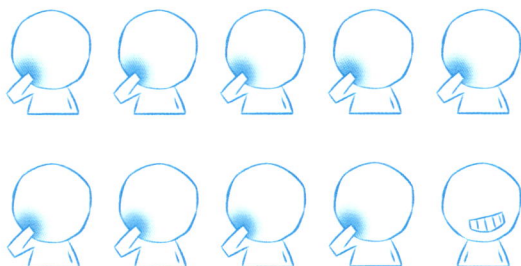

35 ~ 44 岁居民中，牙龈出血检出率为 87.4%。

刘大夫划重点 ✎

牙周炎有哪些危害？

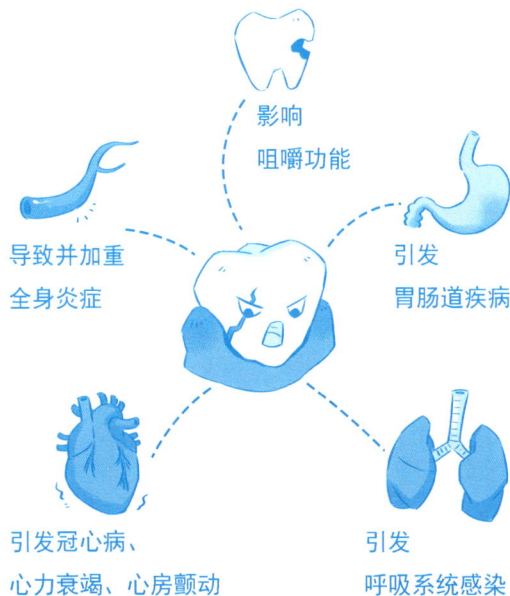

影响咀嚼功能

导致并加重全身炎症

引发胃肠道疾病

引发冠心病、心力衰竭、心房颤动

引发呼吸系统感染

牙周病如何影响心脏健康？

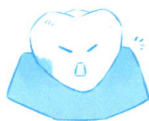

牙周病

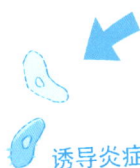

诱导炎症，促进动脉粥样硬化；

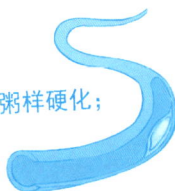

病菌跨区"定居"，扩大斑块体积；

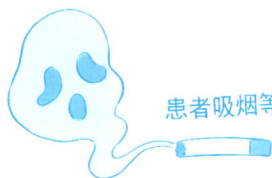

患者吸烟等危险因素影响；

牙齿丧失，影响饮食结构，增加心脏病风险。

心血管疾病

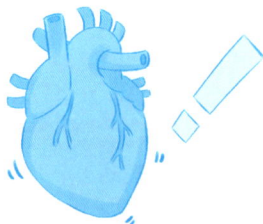

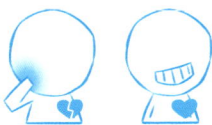

有牙周病的男性

心肌梗死发生风险增加 13%

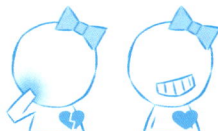

有牙周病的女性

心肌梗死发生风险增加 39%

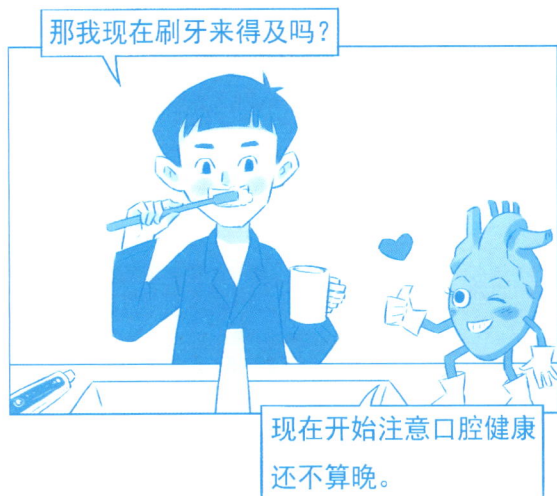

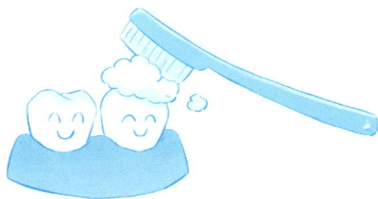

那我现在刷牙来得及吗?

现在开始注意口腔健康
还不算晚。

每天刷牙+1次,
心血管事件风险**发生率下降9%**。

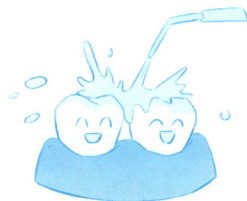

每年洗牙>1次,
心血管事件风险**发生率下降14%**。

刘大夫划重点 ✎

维护口腔健康 建议做到以下 4 点。

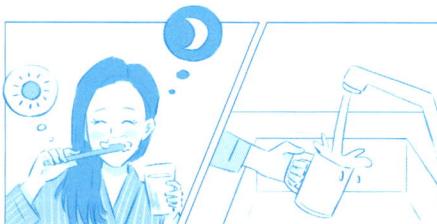

1.早晚刷牙，饭后漱口。

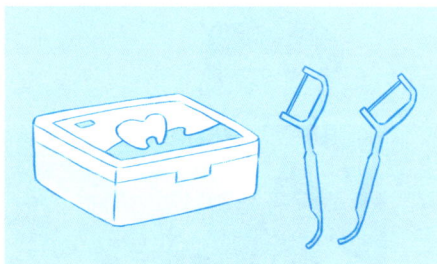

2.多用牙线：牙线可以有效预防

牙周疾病和龋齿。

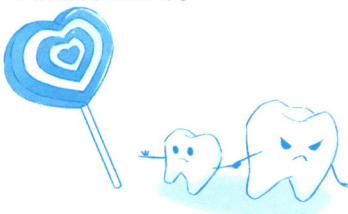

3.少吃糖，尽早戒烟。

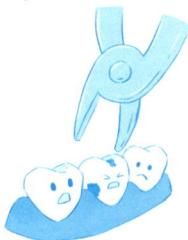

4.定期查牙、洗牙，及时治牙。